本书为2020年内蒙古自治区科技计划项目蒙医自重牵引下手法复位治疗器械研发项目

蒙医手法治疗关节疾病

朝　鲁　陈沙娜　主编

内蒙古科学技术出版社

图书在版编目（CIP）数据

蒙医手法治疗关节疾病 / 朝鲁, 陈沙娜主编. — 赤峰 : 内蒙古科学技术出版社, 2023.8
ISBN 978-7-5380-3604-6

Ⅰ. ①蒙… Ⅱ. ①朝… ②陈… Ⅲ. ①蒙医－关节疾病－诊疗 Ⅳ. ①R291.2

中国国家版本馆CIP数据核字（2023）第146817号

蒙医手法治疗关节疾病

主　　编：朝　鲁　陈沙娜
责任编辑：张继武
封面设计：王　洁
出版发行：内蒙古科学技术出版社
地　　址：赤峰市红山区哈达街南一段4号
网　　址：www.nm-kj.cn
邮购电话：0476-5888970
排　　版：赤峰市阿金奈图文制作有限责任公司
印　　刷：内蒙古达尔恒教育出版发展有限责任公司
字　　数：132千
开　　本：787mm × 1092mm　1/16
印　　张：7.25
版　　次：2023年8月第1版
印　　次：2023年11月第1次印刷
书　　号：ISBN 978-7-5380-3604-6
定　　价：50.00元

《蒙医手法治疗关节疾病》编委会

主　编　朝　鲁　内蒙古国际蒙医医院

陈沙娜　内蒙古国际蒙医医院

副主编　萨其拉吐

编　委　满　来　朝鲁门　海青春　包青山　萨初日拉图　乌达木

满　达　吴海瑞　陈朝鲁门　赛音青格勒　包胡日查

肖永梅　白　琳　文　超　杨春莲　苏日娜　包春华

高哈斯宝力高　乌阳嘎

前　言

《蒙医手法治疗关节疾病》一书是在2020年内蒙古自治区科技计划项目蒙医自重牵引下手法复位治疗器械研发项目的支撑下，由内蒙古自治区国际蒙医医院针推科朝鲁医生团队牵头完成的，是针对全区蒙医疗术相关科室人员编写的通用书籍。该书将蒙医关节疾病手法操作技术规范以图解形式进行表达，生动形象，内容更具直观性、灵活性和针对性。

关节疾病是蒙医临床中多见疾病，蒙医手法治疗是蒙医五疗学中推拿疗法的重要组成部分，旨在培养蒙医疗术行业医师的技能，提升其手法诊治疾病能力，以蒙医绿色疗法更好地为患者服务。

本书分总论和各论两部分。总论包括蒙医传统疗法概略、蒙医传统疗法对关节疾病的认识、蒙医传统疗法对关节疾病的作用和治疗疾病的机理、蒙医传统疗法治疗关节疾病的发展趋势，以及蒙医关节疾病手法复位术等内容。各论包括颈椎、胸椎、腰椎、骨盆和髋、肩、肘、腕和掌、膝关节、踝关节、颞颌关节等疾病的概述、病因、解剖特点、诊断标准、操作方法、注意事项、异常情况处理等内容。为了保证质量，相关专家对本书稿进行了多次论证与修改。

由于时间紧迫，作者能力有限，书中难免存在不足之处，恳请同仁及读者提出宝贵意见。

编　者

2022年12月

目 录

总 论

各 论

01 总论

蒙医传统疗法概略

众所周知，人类的历史就是一部与自然和疾病不断斗争的历史，可以说自有了人类就有了医疗活动。蒙医的萌芽与蒙古民族的起源密切相关。自古以来，我国北方地区就是蒙古族和其他民族及其先民的活动场所。在公元前5世纪至3世纪，出现了匈奴、东胡等游牧部落，东胡“在匈奴东，故曰东胡”。由于还处在原始氏族社会发展阶段，各部落过着“俗随水草，居无常处”的生活。匈奴的首领冒顿取得政权后，出兵兼并东胡，统一了大漠南北，第一次把游牧在这块草原上的不同族源，不同发展水平的各部落置于一个奴隶制政权之下。公元1世纪末，匈奴分裂，北匈奴西迁，南匈奴入塞，鲜卑诸侯统治北方地区。

公元6世纪，突厥奴隶制政权再次控制了大漠的北部和南部。蒙古族部分来自东胡，《旧唐书》称“蒙兀室韦”，居住在额尔古纳河以南的山林区域。到8世纪中叶，西迁到克鲁伦河、斡难河及肯特山一带，历时约400年，势力逐渐壮大。13世纪初，以成吉思汗为首的封建势力联合了蒙古高原上大大小小的几十个部落，结束了各部落形成、毁灭和更替的历史，形成了一个稳定的民族共同体——蒙古民族。可以说，蒙古民族是自古以来就活跃在蒙古高原的各个氏族、部落的统一体。在统一的蒙古民族形成之前，生活在蒙古高原上的部落以游牧为主业，以狩猎为副业，并有一定程度的可以自给自足的原始手工业。

在古代，人们在恶劣的自然条件下长期与疾病作斗争，积累了一定的医学卫生基础知识。根据考古人员在锡林郭勒盟多伦县头道洼发现的医用“砭石”可以看出，6000年前，新石器时代居住在这里的先民就掌握了针刺术。鄂尔多斯市达拉特旗树林召发现的一枚青铜针，是公元前11世纪至公元前3世纪的文物，显示这一时期医疗工具有了改进，人们开始使用放血疗法治疗某些疾病。

蒙古包至少有2000年的历史。匈奴等北方游牧部落居住在有哈那（墙）和屋顶的毛毡房里，《汉书》称其为“穹庐”。据东汉史籍记载，匈奴、乌桓随水草放牧，居无常处，以穹庐为舍。蒙古包是游牧生活御寒的理想居所。这就是为什么蒙古包在保护和改善北方游牧民族的健康以及他们与自然的长期斗争中发挥重要作用的原因。自火出现以来，北方部落就用它来加热和烹调食物，以及烤身体的某些部位治疗疾病。《黄帝内经·素问·异法方宜论篇》说：“北方者，天地所闭藏之域也，其地高陵居，风寒冰冽。其民乐野处而乳食，脏寒生满病，其治宜灸焫。故灸焫者，亦从北方来……”证明灸法历史亦相当久远。在远古时代，人们是以野草、野果和动物肉等为食物。古人在寻找食物的过程中逐步认识到吃用某些草根、树皮则引起吐泻、疼痛，甚至危及生命，而另一些野草、野果则有解毒或治疗效果，因而积累了不少药物方面的知识。有些还传入内地，对传统医学的发展产生了影响，如公元7世纪成书的《备急千金要方》中记载的“匈奴露宿丸”就是一个明显的例子。又《汉书·苏武传》载：“单于使卫律召武受辞……引佩刀自刺。卫律惊，自抱持武，驰召医。凿地为坎，置煴水，覆武其上，蹈其背以出血。武气绝，半日复息。”这足以证明当时匈奴人已熟练地运用热敷熏气疗法治疗抢救急危症，并得到了良好的临床效果。

蒙古族人民通过长期的劳动生产实践，创造出适合本地区社会、经济、风俗等特点的独特外治疗法，并将这些技术引入临床，不断继承、研究、推广、发展和实践，在临床实践中不断改进。蒙古人独特的外治法自古以来就闻名于世。据《史集》记载：“游牧在鄂毕河流域的兀剌速惕、贴良古惕和客思的迷等部落（森林中的百姓）熟悉蒙古方剂，以用蒙古方法治病而闻名于世。”又《魏书》载：“乌恒鲜卑人，知以艾灸，或烧石自熨，烧地卧上，或疼痛处放血……用这些方法来治病。”著名藏医学家宇妥·元丹贡布的简历中写道：“引病外除之善放血传统在蒙古地区传授。”在他编著的著名医学经典《四部医典》中还详细记载了蒙医传统疗法——“蒙古灸”法的内容。

元朝统治阶级重视医药事务，奉行蒙、汉医学并重的方针。当时汉医已经比较成熟，理论合理，疗效好，对北方少数民族的影响较大。因此，元朝继承唐宋医疗制度，设立太医院、太医所等机构专治医学。阿拉伯医学也被引进，建立“广惠司”和“回回药物院”，用阿拉伯医生配制的药物来治疗京都守护的病痛。

元代医生忽公泰学习运用汉医学针灸术，著有《金兰循经取穴图解》一书，在原十二经脉的基础上创造性地加上任督二脉，为后世针灸学确立十四经脉说开了先河。沙图穆苏于泰定年间（1324—1328）曾任建昌太守，他编纂的《瑞竹堂经验方》一书，记载了不少珍贵药方。忽思慧于仁宗延祐年间（1314—1320）任宫廷饮膳太医，他的《饮膳正要》是我国第一部系统论述饮食疗法的专著。以上说明了祖国大家庭中的各民族文化交流及互相影响的状况，也说明了蒙古族人民吸收汉族医药文化，使其与自身传统医药知识有机结合，创立自己民族的传统医药文化的情形。

从16世纪开始，蒙古医学家就非常重视传统医学理论和实践的并重发展。特别是在蒙古族著名医学家占布拉道尔吉所著的《蒙药正典》一书中，图解说明放血疗法、艾灸疗法等传统疗法的治疗部位（穴位），为临床和教学提供了方便。罗布桑却恩丕勒所著的《蒙医药选编》中对放血、艾灸、罨敷等疗法的相关准备、注意事项等进行了客观详细的叙述。书中写道："放血时在安静适宜的环境中准备好方木、绷带、棉布、清水。""在胸腹施灸疗时传透到后背，放在后背则传到胸腹部，发热、欲吐时停止。之后让患者少许走动。当晚不可饮凉水，饭后不许做也。"等等。

著名蒙医学家伊喜巴拉珠尔所著的《甘露四部》中，将蒙古族传统烙法和灸法相结合行进了论述。其操作方法、临床作用等内容详细记录在《甘露之泉》中。

蒙医传统疗法对关节疾病的认识

蒙古族先民经常从事狩猎、放牧、征战等活动，较容易发生骨折、关节滑脱、脱臼、脑震荡等，从而创造衍生出了符合本民族特点且符合当时社会发展、生产生活条件的具有独特内容和技巧的外治疗法。他们在意外受伤时会迅速矫正复位受伤部位，在此过程中，总结了治疗外伤的临床经验。同样，在战争中因负伤造成脑震荡，为了救治伤患，伤者自己骑马或者由他人驾驭牛车将伤者送回营地投医，在回来的过程中，会因道路颠簸而使症状减轻，有时甚至会痊愈。就这样，人们在救治行为中，逐渐摸索总结出了一套治疗骨伤及关节疾病的手法和技巧。

《蒙古秘史》载，窝阔台颈上中箭，孛罗忽将凝住的血咂去。成吉思汗见了，潸然泪下，心里难忍，便用火将窝阔台的箭创烙了。"又《元史·列传卷十·布智儿》载，成吉思汗西征斡罗思等国时，"布智儿奋身力战，身中数矢，太祖亲视之，令人拔其矢，血流满体，闷仆几绝。太祖命取一牛，剖其腹，纳布智儿于牛腹，浸热血中，移时遂苏"。热血浸浴所用的牲畜限于牛，清代文献中亦有将重伤者纳入骆驼的腹腔中，让其复苏的记载。据《新元史·阿尔浑传》记载，窝阔台可汗患腰痛病，他手下的大臣献给他一条镶嵌着宝石的腰带，自从系上这条腰带后，窝阔台的腰居然渐渐不疼了。为提高外伤治疗效果，减少治疗过程中对正常组织的损伤，在13世纪前，蒙医通过人体解剖实验，研究如何快速、准确地通过手术摘取嵌陷于人体内的箭镞。据《新元史·赵匣剌传》（第63卷）记载，公元1263年，在蒙古军队与南宋军队的一次对抗中，"宋兵大败，匣剌亦被三创，镞中左肩不得出。钦察惜其骁勇，取死囚二人，剖其肩，视骨节浅深，知可出，凿创拔镞出之，匣剌神色不动"。因此，蒙古人自古以来就有以在实践中积累的解剖学知识来治疗骨及关节外伤的宝贵经验。而这些诊治技巧和方法在蒙古族民间被广泛相传和应用，并经过了一定的历史时期，在蒙古族有些地区形成了系统的有理论支撑的传统疗法，且世代相传至今。

随着现代蒙医学的蓬勃发展，蒙医学理论体系和治疗技术逐渐得以完善，从而形成了独具特色的临床学科。

蒙医传统疗法对关节疾病的作用和治疗疾病的机理

蒙医传统疗法治疗关节疾病的机理是对机体通过力、能量、信息的作用，纠正解剖位置异常，改变有关系统能量、信息，调整并且改善人体气血循环、白脉传导等，从而达到治疗疾病的目的。该疗法的作用是改善血液循环，消除神经根炎症和水肿，松解粘连，改善突出物与神经根的关系，解除神经根压迫，恢复机体生理状态，重建力学平衡，缓解肌肉痉挛。

（一）力学效应

任何一种外治疗法的手法，其最基本的作用方式都是他的力学效应在起作用。当用手按压身体会使局部组织间质液从高压区向低压区流动，并使组织发生形变，当手移开时，组织会恢复到原来的状态。轻重的节律性变化激活组织内物质的运动，增加体内外器官、毛细血管的内外代谢，加速静脉循环和淋巴液流动。运动关节类手法通过有目的的牵拉、扭转、弯曲和杠杆力活动人体四肢，松解组织粘连，刺激和去除肌肉感受器兴奋值而消除肌肉痉挛，以此来矫正关节错（脱）位和肌肉腔滑动等解剖位置异常。

（二）生物场效应

在实施蒙医传统疗法时，医师的精气神集中在操作部位上，因此生物场输出信息明显增加，而患者的生物场普遍偏低。医生生物场的各种物理信息与患者生物场相互作用，纠正患者生物场的紊乱状态，从而使疾病趋于好转。

（三）生物学效应

作用于人体表面的力转化为生物能，引起触觉感受器、压力感受器、痛觉感受器和组织深拉感受器的刺激，这些感觉冲动通过复杂的神经传递、神经反射，引起多种功能变化。此外，该方法的节奏振动降低了胶体物质的黏度，增加了原生质液，提高了酶的生物活性，从而支持了人体的新陈代谢。

蒙医传统疗法治疗关节疾病的发展趋势

传统医学政策是我国卫生工作中一项重要方针政策，它的核心内容是继承与发展传统医药，其目的是发展医药科学，建设有中国特色社会主义医药卫生事业，为人民健康服务。中华人民共和国成立后，传统医学经过几十年的实践，得到不断丰富和发展。

(1) 继承、发掘、整理蒙医传统疗法。

(2) 保持特色，发挥优势，规范化研究。

(3) 坚持蒙医蒙药结合，医药并重，促振兴。

蒙医关节疾病手法复位术

1. 定点旋转复位法

此法是一种蒙医自然疗法、物理疗法，是一种治疗颈、腰、腿痛等脊柱疾病的蒙医特色治疗技术。它注重内外兼顾、主动运动、被动治疗治疗原则；矫正错位的关节，松解肌肉痉挛，恢复和重建脊柱力学平衡。本疗法，适应证非常广泛，主要通过松解筋膜、牵引的作用，以及拿法、按法、揉法、拨法等作用于脊椎背膂，以止痛，改善赫依其素循环，矫正关节错位，松解肌肉痉挛，使病椎恢复正常，从而治疗脊椎伤损。脊柱定点旋转复位法，是运用生物力学的原理，通过令病人前屈、背伸，脊柱沿纵轴旋转，在牵引力的作用下，应用旋转力，在脊柱沿纵轴旋转的瞬间拨正偏歪棘突，使错位的椎体、关节突关节恢复正常的解剖位置，达到治疗目的。适应证：颈椎疾病、腰椎疾病、膝关节疾病。

禁忌证与注意事项：年老、妊娠临产者，生命垂危者，局部皮肤破损、溃疡、感染、烧伤、烫伤，骨折（脊柱骨折），结核，肿瘤，出血，严重的老年性骨质疏松症，开放性的软组织损伤，诊断不明确的急性脊柱损伤或伴有脊髓症状者，禁用此手法。在施术过程中，须动作协调、力柔轻巧，禁止施加暴力。

2. 自重牵引下复位手法

蒙医自重牵引下复位手法是指在人体自重悬吊牵引作用下运用特定手法和患者腹压作用下调控病变关节的上关节和下关节来达到治疗目的的一种蒙医传统正脊手法，具有调节脊柱椎体关节紊乱，改善生理曲度，疏通白脉，止痛，改善赫依其素循环等功效。

适应证：颈椎、腰椎脊柱疾病。

禁忌证与注意事项：年老体弱的患者，多发心脑肝肾及造血系统等方面疾病而严重危及生命的患者，局部皮肤破损、溃疡、感染、烧伤、烫伤，骨折（胸椎骨折），结核，肿瘤，出血，严重的老年性骨质疏松症，开放性的软组织损伤，经期，怀孕，诊断不明确的急性脊柱损伤或伴有脊髓症状者，年老体弱、病重、重大手术术后者，均不宜使用此法。在施术过程中，要动作协调，用力柔和轻巧，禁止施加暴力。

3. 蒙医骨盆旋转复位法

以蒙医整体观为主导，注重人体脊柱力学平衡，用蒙医正脊手法复位紊乱的骶髂关节，纠正由于身体生物力学改变所引起的承重关节如骨盆、髋、踝或膝等关节功能紊乱等问题来达到治疗目的的一种蒙医传统复位法。蒙医正脊手法复位法具有操作简便、不需器械、费用低、病人痛苦少、治愈快、并发症少等特点。

蒙医正脊手法复位法是以蒙医学基础理论为指导，以手法复位紊乱的骶髂关节为主，复位后加强腰腿部肌肉功能的锻炼，改善人体脊柱力学平衡的特色疗法。临床上具有简便、花费少、疗效明显等优点，特别适用于基层医疗机构。

禁忌证：局部皮肤破损、开放性的软组织损伤、感染、骨折、结核、肿瘤、严重的老年性骨质疏松症、妊娠临产及重大手术术后者，禁用此法。

4. 肌腱膜板机点松解手法

通过指诊发现韧带、肌肉组织结节，治疗一些关节组织疾病的蒙医传统手法。

主要表现赫依其素循环受阻、代谢产出物排不出，出现局部缺血情况、炎症反应，肌肉拉伤、损伤后造成纤维组织增生、肌腱粘连等，导致局部肌肉组织出现结节现象。在指诊过程中找到酸痛点肌肉组织，通过肌腱膜扳机点松解手法来消除损伤的肌肉组织并恢复肌肉、韧带原有的功能。

禁忌证：①手指关节僵直的病例不适合进行粘连松解术，应首先纠正关节僵直。②局部感染禁用此法。③局部皮肤损伤且有广泛瘢痕，或皮下组织缺乏者禁用此法。④6岁以下儿童不宜使用此疗法。

5. 蒙医喷药酒按摩正脊手法

蒙医喷药酒按摩正脊手法是医生含药酒喷于患处，在分散患者的注意力时复位。白酒具有散热、止痛、舒筋、活血等功能，特别是在患处喷酒后，既能使紧张挛缩的肌肉舒展，又能使松弛乏力的肌肉增加张力，以维持屈伸肌组之间的平衡。正脊医学是根据生物力学，应用蒙医正骨、按摩、特殊的手法，并结合针刺、温灸、刮痧、刺血、拔罐以及理疗等手段，对颈、胸、腰椎和骨盆的骨关节、椎间盘以及脊柱相关软组织的劳损、紧张僵硬或退化性改变进行调整，以恢复脊柱内的生物力学平衡关系；解除脊柱周围软组织（肌肉、韧带、筋膜、神经、血管等）急慢性损伤的病理改变，来达到调节其外在生物力学平衡和气血，治疗脊柱错位、脊柱周围软组织疾病以及新继发的脊柱相关疾病的目的。本疗法对损伤性脊椎病变，如颈椎病、腰椎间盘突出症、某些损伤性截瘫等均有较好的疗效。此外，对由脊椎病引起的高血压、心律失常、脑外伤后综合征、视力减弱或失明、耳聋等疾病也可在整复过程中获得一定的疗效。对颈椎病、外伤后头晕、脑外伤后综合征、耳目失聪及肩臂疼痛麻木等表现为头、面、颈、臂部位症状为主者，应在颈椎段检查和确定病椎部位，并施以相应的整复手法。对心律失常、胃脘痛、肋间神经痛，腹泻等表现为以胸、腹部症状为主者，应在胸椎段检查和确定病椎部位，并施以相应的手法。对腰痛、下肢疼痛麻木、大小便障碍等患者，检查及整复手法应侧重于腰椎段。

禁忌证：年老体弱者，妊娠者、月经期妇女、伴有急性感染性疾病或严重心肺肝肾等器质性疾患者、肿瘤及骨结核等患者，即使术者手法极其娴熟，也慎用本疗法整复手法。

6. 外用蒙药涂抹松解手法

蒙药、黄油或精油涂抹于患处，用特定的按摩手法，对人体的筋膜及肌肉中的结节、粘连现象实施松解，让褶皱的、紊乱的的筋膜和肌肉从而变得平和、放松、柔软，使得筋膜张力得到改变，减轻组织高张力状况，达到缓解和消除疼痛目的。此法可以解除肌肉紧张和抽搐，调节心率、血压和呼吸等生理功能，消除机体和心理的紧张，还能调整人体免疫系统功能，使人体防病治病能力增强，即提高自我抗病能力。

禁忌证：严重心、肺、肝、肾等器质性疾患者，妊娠、年老体弱者，急性感染性疾病、皮肤病患者，禁用此法。

7. 承重关节手法整复术

在支撑人体直立行走的过程中，起到承重作用的关节有颈椎关节、胸椎关节、腰椎关节、髋关节、膝关节、踝关节等。承重关节的稳定性对于日常的活动和体育运动的正常进行起重要的作用。患关节疾病若不及时治疗，则影响人们的生活质量，重者能严重影响人们正常的生活。蒙医的承重关节手法整复技术是蒙医传统特色疗法之一，应用广泛。对承重关节损伤以蒙医学整体论为指导，以手法整复为主，辅以蒙药治疗，治疗方法包括手法整复，夹板固定，白酒按摩，对症下药，调节饮食，功能锻炼等。可采取灵活多样的手法，如牵引下手法，旋转等。在固定方面，遵循力学原理，固定牢靠，关节稳定。按摩是其辅助治疗手段之一，可使伤肢气血畅通，强骨健筋，恢复功能。主要用于关节紊乱、肌肉肌腱韧带扭伤、颈椎综合征、腰椎间盘突出症、关节脱位等。

禁忌证：皮肤病病变损害处，某些肿瘤，结核，化脓性关节炎，妊娠期，严重肺、心、肾、肝等疾病，禁用此法。

02 各论

第一章 颈 椎

第一节 颈椎病总论

颈部疾病，即因外伤或低头久坐等起居错误导致颈椎、间盘、软组织损伤，恶血黄水堆积，气血运行受阻，从而引起枕部、颈部、肩部、上肢麻木、僵硬、疼痛，重者可出现局部肌肉萎缩等症状的疾病。本病主要以老年人及青壮年多见。

主要症状为突发头晕、肩胛疼痛、上肢麻木、颈部僵硬、患侧颈部肌肉酸痛、向健侧转头困难，重者耳后至肩部疼。颈部活动度明显受限，可触及颈部肌肉僵硬或有小结节，枕骨窝压痛。根据临床表现可有以下5种分型：

1. 白脉型颈椎病

颈椎第5椎体以上受累，颈肩部、枕部疼痛，枕部感觉受限。颈椎第5椎体以下受累，颈部僵硬，活动受限，一侧或两侧颈肩部、上肢放射性疼痛，麻木至指尖，发凉，无力。

2. 脊髓型颈椎病

间盘病变压迫脊髓引起一侧或两侧上肢或下肢麻木、疼痛、无力，颈部僵硬，手脚抽搐，重则至抽搐性瘫痪，有的甚至活动受限，行走不便，可有呼吸困难，肌张力增高，感觉敏感等症状。

3. 黑脉型颈椎病

可出现枕部、颈项部或肩部疼痛，头晕，恶心恶吐，视物模糊，跌倒，耳鸣，耳聋等症状。上述症状多见于颈部旋转活动。

4. 交感神经型颈椎病

因受刺激引起头晕或偏头痛，心慌，气短，烦躁，关节发凉，皮肤感觉敏感，手脚发热，四肢酸痛，下肢活动受限；部分患者视力或听力减退。

5. 混合型颈椎病

临床上单纯型颈椎病少见，混合型颈椎病多见。混合型颈椎病是两种或者两种以上类型颈椎病同时存在。临床上表现有很多种，比如有颈部肌肉疼痛，同时有颈部活动受限，而且伴有颈肩部疼痛，走路时可能会有踩棉花感。有时还会伴有头痛、偏头痛、眼睛痛等症状，如严重一点，可能会导致失眠、呕吐、眩晕。

临床常见病有颈椎间盘突出症、寰枢椎关节半脱位、落枕、脊椎侧弯、脊椎小关节紊乱、颈肩综合征等疾病。

第二节　颈椎间盘突出症

一、概述

蒙医学认为颈椎间盘突出症是颈椎间盘或颈椎椎骨之间发生病变影响周围组织（脊髓、白脉、黑脉等）导致出现头晕、头痛、恶心、上肢麻木等症状的疾病。

现代医学认为颈椎间盘突出症是因颈椎间盘退化、骨质增生、韧带钙化及肥厚导致椎管或椎间孔变形或狭窄而影响脊髓、神经、血管等周围重要组织的一种临床常见病。

二、病因

蒙医学认为主要因长期过度受寒、劳累，居住潮湿环境，遭风吹雨淋，受外伤等，使“三根”、“七素”的相对平衡失调，恶血、巴达干协日乌素增多，气血运行不畅，黑、白脉通道阻塞，导致颈椎、间盘、软组织受损。

西医学认为当颈椎间盘退变时在外力的作用下使椎间盘纤维环破裂，导致髓核组织从纤维环破裂处突出压迫周围组织产生相应的症状和体征。

三、解剖特点

蒙医学认为人体白脉包括脑、脊髓、白脉。脑位于人体颅腔，由无数支白脉聚集而成。脊髓源自脑，位于人体脊柱椎孔内，属主白脉。脊髓分支与内脏连接的白脉称为内脉（隐匿脉），与人体体表连接的白脉称为明显脉。[1]

颈椎共有7个，第1、2、7颈椎为特殊颈椎，分别称为寰椎、枢椎、隆椎。寰椎特点：无椎体；由寰椎前、后弓，上、下关节面组成。枢椎特点：由齿突，上、下关节突，椎弓峡部，横突，横突孔，棘突组成。隆椎特点；有长而粗大的棘突。第3~6椎体有相同结构特点，由椎体、关节突、横突、棘突组成。除第7颈椎，其他颈椎横突上有横突孔。第2~6颈椎的棘突较短且末端分叉。相邻椎体间借椎间盘牢固相连，寰椎和枢椎之间没有间盘。

四、诊断标准

1. 蒙医诊断

（1）赫依、血偏盛，则出现颈项、肩、上肢游走性酸痛、麻木，伴有头痛、头晕，耳鸣，眼花、心慌、心悸，失眠、打哈欠、畏寒、战栗等症状。

（2）血、希拉偏盛，则出现颈、肩、臂钻痛，可伴有恶心，头顶、前额部、颞部、颈项部及肩背部烧灼感。

（3）巴达干、赫依偏盛，则出现患肢麻木、发冷、疼痛，浑身无力，关节发僵等症状，可伴有恶心呕吐，胃胀满不适，呃逆，感觉迟钝，畏寒等症状。

（4）赫依、黄水偏盛，则出现阵发性头痛、头晕，心慌，失眠，四肢关节疼痛、屈伸困难，受风受凉时加重等症状。

（5）重者上述临床症状可同时出现，即聚合性疾病。[1]

2. 西医诊断

（1）有颈部外伤史或颈椎先天畸形、颈椎间盘突出等病变。

（2）多发生于40岁以上人群，多发生于长时间低头工作或长时间看电视的人群。多数缓慢发病。

（3）有头晕、头痛、颈部僵硬、颈肩酸痛、上肢麻木等症状，重者有乏力、心慌、心悸，甚至大小便失禁瘫痪等症状。

（4）颈部活动受限，颈部、肩胛中穴、棘突旁处、肘窝等处有明显的压痛点。棘突旁压痛点加压使患侧颈肩及上肢麻木。压颈试验“+”，患侧臂丛神经牵拉试验“+”。

（5）颈部X线片显示颈椎曲度变直或反曲，椎间隙变窄，骨质增生等。

3. 分型

（1）白脉型颈椎病：属西医学神经根型及交感神经颈椎病范畴，颈部僵硬，颈肩部疼痛，随上肢白脉走行放射性麻木，过度劳累及过寒冷天气易加重。部分患者可伴有头晕、耳鸣、偏头痛、心率加快或减慢、四肢发热或发凉等症状。重者上肢感觉减弱、肌肉松弛，甚有肌肉萎缩症状。屈颈试验（+），臂丛神经牵拉试验（+）。

（2）脊髓型颈椎病：前期可出现下肢麻木伴胀痛，走路困难。后期一侧下肢或四肢瘫痪，大小便失禁，尿潴留，双下肢无力，踩棉花感。查体：感觉平面消失或减弱；CT检查显示：椎体后缘增生压迫脊髓。

（3）黑脉型颈椎病：同西医学椎动脉型颈椎病，可出现颈肩疼痛，伴有头痛、枕部发沉，头晕头懵，记忆力减退，眼涩，颈椎后伸或左右侧屈时病情加重。可做颈椎间盘CT，MRI，颈部动、静脉彩超确诊。旋颈试验“+”。[2]

4. 影像学检查

（1）X线：颈椎正侧位片、双斜位片、过屈过伸侧位片及张口位片可见颈椎生理曲度变直、反曲、S形弯曲或过度前屈，椎体边缘骨质增生，韧带钙化，椎间隙变窄。椎间孔变窄，寰椎前倾，侧倾。

（2）CT检查：可见椎间盘突出类型，骨赘形成，前后纵韧带和黄韧带变化，关节突关节增生，椎管形态改变。

（3）MRI：是颈椎间盘突出症的重要诊断依据。除上述情况外，还可见椎间盘突出的类型和脊髓受压情况，脊髓变性、水肿、囊性改变和萎缩，椎动脉变细等病理改变。

五、操作方法

定点旋转复位法：该法适用于任何类型颈椎病，可根据具体情况灵活施术。嘱患者取坐位，双腿自然前伸，颈部前屈，身体放松。施术者站位于患者后方，通过指诊按压梳理棘突两旁软组织，标记条索样物，压至疼痛点。施术者右（左）手拇指固定标记点，先将患者的头前屈45°，然后向左（右）旋转45°并固定，左（右）前臂及肘窝固定患者头部，在患者呼气末向上牵引并旋转头颈部。复位时多数可闻及“咔”的弹响声。旋转复位结束后行后伸牵引复位，即施术者右（左）手拇指固定标记点，左（右）手掌完全贴于患者额头部，双手反方向适当发力使颈部后伸牵引达到完全复位的目的。接着嘱患者行左右、前后小幅度旋转颈部完成复位。

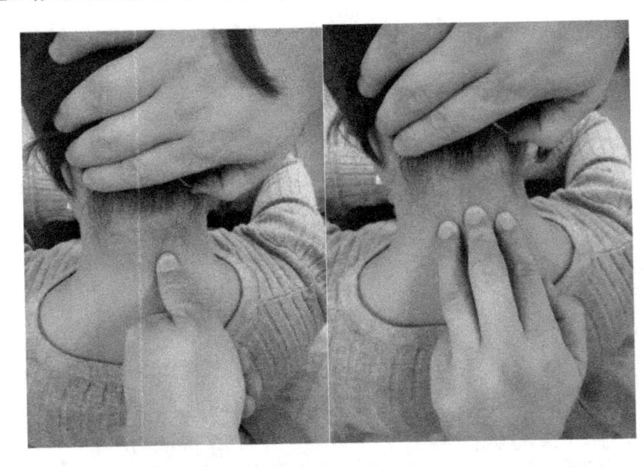

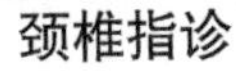

颈椎指诊

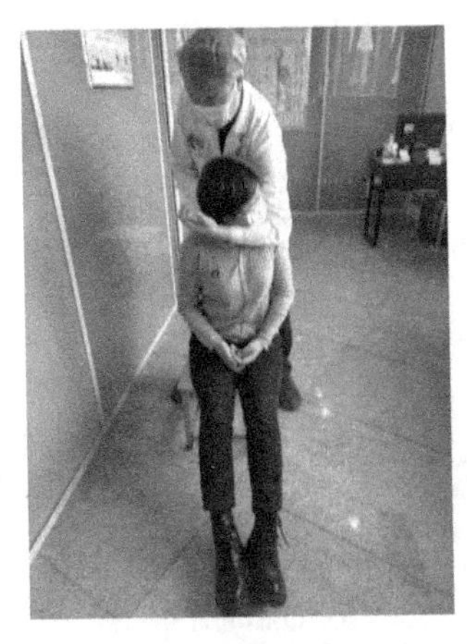

定点旋转复位

六、注意事项

（1）颈椎病常合并其他疾病，施术前应明确诊断。如合并严重骨质疏松症、颈椎骨折、骨结核、骨肿瘤等疾病时绝对禁止施术。

（2）施术过程中应动作协调、用力柔和轻巧，避免造成相应组织的损伤，旋转头颈部一定要在牵引状态下进行，角度不宜过大。

（3）患者不放松或不配合时应停止，禁止强行施术。

七、功能锻炼与预防

（1）望天空：在仰头看天空的时候，会拉伸颈部的肌肉以及韧带，增加颈部肌肉韧带的弹性，达到锻炼的目的。

（2）扩胸运动：扩胸运动过程中也会牵拉到颈部的肌肉以及韧带组织，从而达到锻炼肌肉和韧带的目的。

（3）向后转头：上身前倾，头部向后旋转，也可以很好地锻炼颈部肌肉和韧带。

（4）颈部拉伸：左右摇摆头部，可使颈部的肌肉以及韧带得到有效的伸展，帮助肌肉和韧带恢复弹性，以改善颈椎病引起的不适症状。

（5）做保健操：这是老年人常见的一种健身方法，该动作比较简单，可以使全身的肌肉得到有效锻炼。

（6）游泳：颈椎病患者在游泳过程中需要经常将头部抬起进行呼吸，有利于维持颈椎正常的曲度。

（7）打羽毛球：打羽毛球的时候，可以有效运动颈部的肌肉缓解肌肉的紧张感或紧绷感。

1.前俯

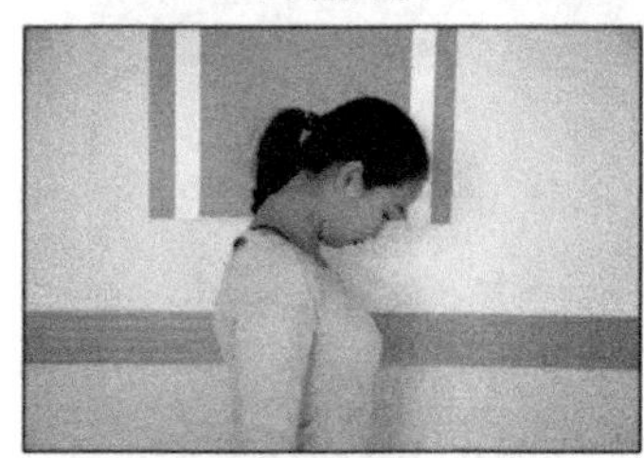

2.后仰

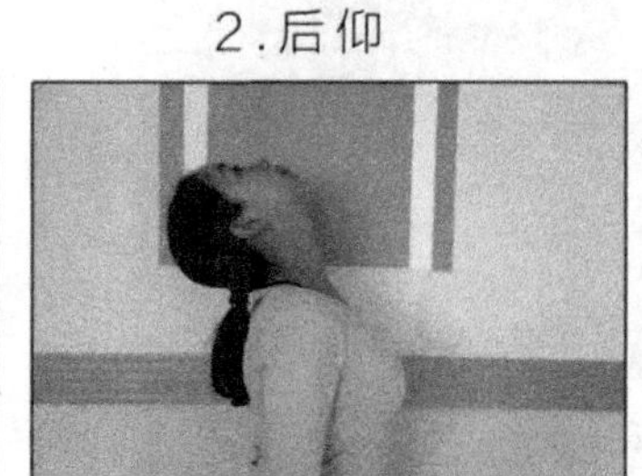

3.侧拉颈部肌肉(左)

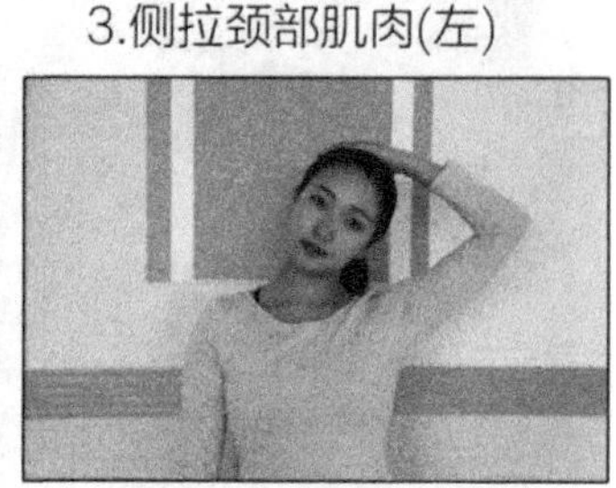

3.侧拉颈部肌肉(右)

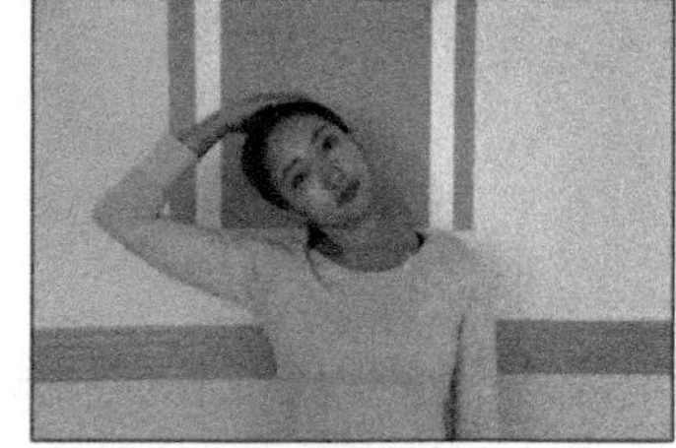

4.手、头对抗拉伸

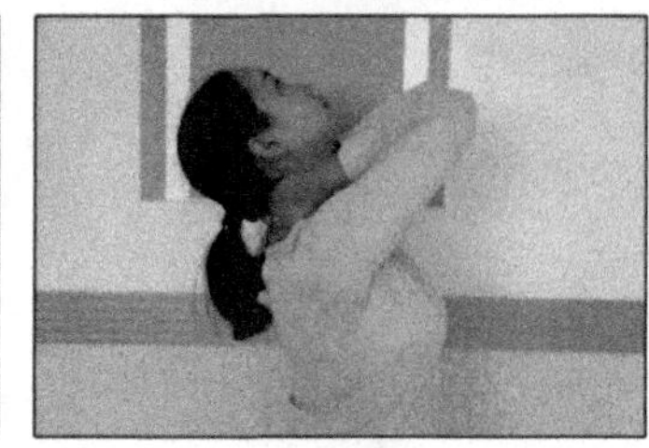

5.展胸运动

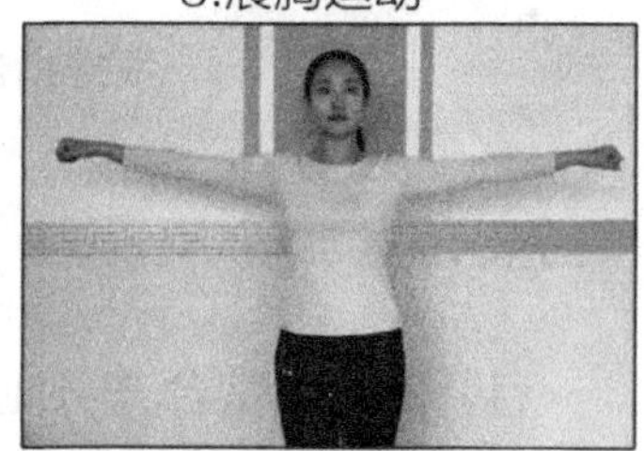

6.扩胸运动

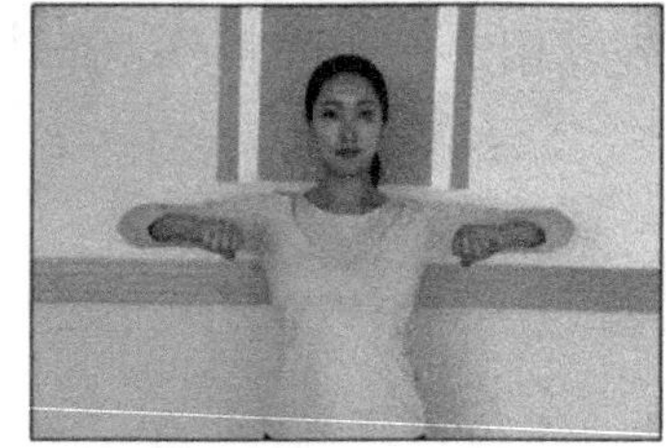

7.绕肩运动.

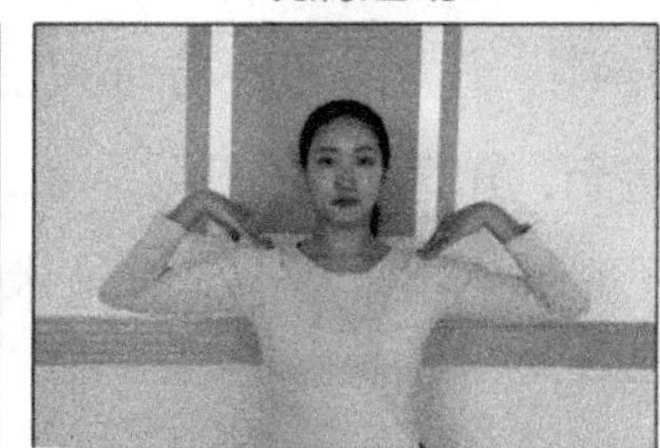

8.抬头望掌

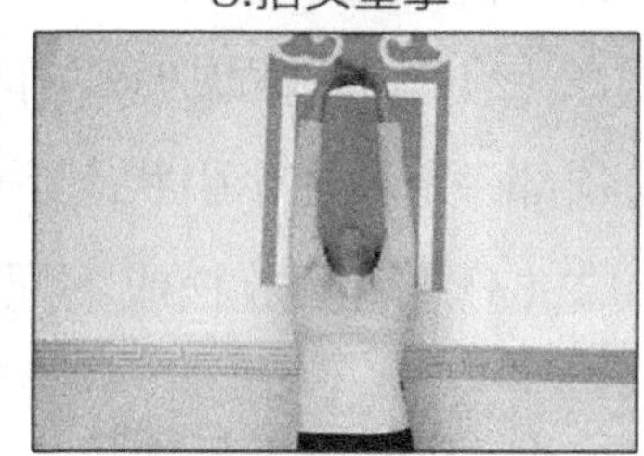

颈椎运动操

八. 异常情况处理

1. 瘀斑

一般不需要处理，或热敷即可。大多因手法穿透力不到位，作用到表皮所致。

2. 破皮

治疗局部有皮肤发红、疼痛甚至出血、破损，多是由于运用滚、揉等手法时，施术手没有和皮肤表面吸附而与皮肤摩擦所致，也可能因擦法、揉按时太重造成。出现破皮情况后，损伤处停止手法治疗，予以防感染处理。

3. 晕厥

由于患者过度紧张，体质虚弱，饥饿，体位不当，手法过重等因素造成患者突感头晕眼花、心慌、胸闷气短，甚至晕厥。出现晕厥后，应立即停止施术，平卧于空气流通处，头稍低，轻者不服温水即缓解；重者可掐捏人中穴，按顶会穴即可恢复；情况紧急时需立即抢救。

参考文献

[1] 赛音朝克图. 蒙医学针法刺法[M]. 北京：清华大学出版社，2019：189.
[2] 乌兰. 蒙医病症诊断疗效标准[S]. 北京：民族出版社，2007：432—433.

第三节　寰枢关节半脱位

一、概述

蒙医学认为寰枢关节半脱位是寰枢椎之间发生病变影响正常解剖结构（发生平移、侧倾、前倾、旋转等）周围组织（脊髓、白脉、黑脉等）而导致头晕、头痛、恶心、上肢麻木等症状的疾病。人体的颈部有7个颈椎，第1颈椎叫寰椎，第2颈椎叫枢椎，第1颈椎和第2颈椎所构成的关节叫寰枢关节。在正常情况下，第2颈椎位于第1颈椎的正中央，如果在外力或者其他的外伤的因素下，导致第2颈椎的中心偏离正常位置，即称为寰枢关节半脱位。

现代医学认为寰枢关节的稳定性主要依赖以下几个结构：寰椎的前弓、横韧带及枢椎的齿状突，还有寰枢之间的侧块关节。上述结构的完整性受到破坏，或者某些原因造成其失用，就可能造成寰枢关节不稳定或脱位。其病因很多，比如外伤造成的陈旧齿状突骨折、齿状突的先天畸形、感染或炎症破坏了横韧带或侧块关节，甚至结核或肿瘤侵犯寰枢关节，都可以造成寰枢关节不稳或脱位，导致椎管或椎间孔变形或狭窄，从而影响脊髓、神经、血管等周围重要组织。

二、病因

蒙医学认为主要由于长期过度劳累，受寒，居住潮湿环境，遭风吹雨淋，以及受外伤等，使“三根”“七素”的相对平衡失调，恶血、巴达干协日乌素增多，气血运行不畅，黑、白脉通道阻塞，导致第二颈椎的中心偏离正常位置。

西医学认为颈椎在外力的作用下寰枢椎正常解剖位置发生改变，继而影响周围韧带、软组织等而压迫周围神经血管组织产生相应的症状和体征。

三、解剖特点

寰枢关节的关节囊薄而松弛，囊外有由齿突尖至枕骨大孔前缘的齿突尖韧带、由齿突延至枕骨髁内侧面的翼状韧带和由连结寰椎两侧块的寰椎横韧带。寰椎横韧带中部向上下方各发出一条纵行纤维束与寰椎横韧带共同构成寰椎十字韧带。寰枢关节全体是一个车轴关节，只有一个运动轴，寰椎与颅骨一同绕垂直轴作左右回旋运动。

四、诊断标准

1. 蒙医诊断

（1）赫依、血偏盛，则出现颈项、肩、上肢游走性酸痛、麻木，伴有头痛、头晕，耳鸣，眼花，心慌、心悸，失眠，打哈欠，畏寒战栗等症状。

（2）血、希拉偏盛，则出现颈、肩、臂钻痛，可伴有恶心，头顶、前额部、颞部、颈项部及肩背部烧灼感。

（3）巴达干、赫依偏盛，则出现患肢麻木、发冷、疼痛，浑身无力，关节发僵，可伴有恶心呕吐，胃胀满不适，呃逆，感觉迟钝、畏寒等症状。

（4）赫依、黄水偏盛，则出现阵发性头痛、头晕，心慌，失眠，四肢关节疼痛、屈伸困难，受风受凉时加重等症状。

（5）重者上述临床症状可同时出现，即聚合性疾病。

2. 西医诊断

（1）近期有咳嗽、咽痛、鼻塞、流涕等表现的上呼吸道感染或其他口腔感染病史。

（2）患者表现为头颈部歪斜向一侧固定，颈部疼痛及活动受限，触诊颈部肌肉紧张，触及乳突或枕颈下区压痛等。

3. 影像学检查

X线平片上显示寰齿关节间隙不等宽，正常成人其间隙不超过3毫米，儿童为5毫米，头颈部屈伸活动时成人的此间隙多无变动，而儿童则有变动，但其变动范围也在1毫米之内。若此间隙增大为5毫米或更大时，则应认为有不稳或脱位存在。CT和MRI扫描可帮助诊断脱位的类型和原因，如有无齿状突的畸形缺陷、类风湿关节炎、先天性分隔不全等。

五、常见原因

1. 创伤

创伤是导致该类疾病发生的常见原因之一，比如患者头颈部遭受到了直接的暴力打击，或者是颈部受到了强力扭转、牵拉，或受到甩鞭式损伤，就有可能导致寰枢关节的相应固定结构被破坏，继而产生此类病变。

2. 不良姿势

由于颈椎的不良姿势也会导致以上病变，比如患者在坐立卧位时存在颈椎的不良姿势，而且长时间保持此姿势，就可能导致包括寰枢关节在内的一系列颈椎小关节错位。

3. 先天异常

部分患者可能由于颈椎存在先天性骨性外形异常，进而导致颈椎不稳，就容易发作该病。

4. 感染因素

如小孩因韧带结构发育不好，上呼吸道感染导致局部滑膜炎症、水肿。

六、操作方法

定点旋转复位法：嘱患者取坐位，双腿自然前伸，颈部前屈，身体放松。施术者站位于患者后方，通过指诊按压疏理棘突两旁软组织，标记条索样物、枕骨下的压面点。施术者右（左）手拇指固定偏歪的寰枢椎，先将患者的头前屈45°，然后向左（右）旋转45°并固定，左（右）前臂及肘窝固定患者头部，在患者呼气末向上牵引并旋转头颈部。复位时多数可闻及“咔”的弹响声。旋转复位结束后行后伸复位，即施术者右（左）手拇指固定枕骨下压痛标记点，左（右）手掌完全贴于患者额头部，双手反方向适当发力使颈部后伸牵引达到完全复位的目的。接着嘱患者行左右、前后小幅度旋转颈部完成复位。

七、注意事项

（1）寰枢半脱位常合并其他疾病，施术前应明确诊断。如合并骨质疏松症、颈椎骨折、骨结核、骨肿瘤等疾病时绝对禁止施术。

（2）施术过程中动作协调、用力柔和轻巧，避免造成相应组织的损伤。要定位精确，锁定好部位，旋转头颈部一定要在牵引状态下进行旋转。

（3）患者不放松或不配合时禁止强行施术。

八、功能锻炼与预防

（1）仰头望天：在仰头的时候，会拉伸颈部的肌肉以及韧带，增加颈部韧带的弹性，关节的活动度可得到改善。

（2）仰头，头手对抗：加强颈部肌肉的力量和韧带的弹性。

（3）颈部拉伸：左右摇摆头部，可使颈部的肌肉以及韧带得到有效的伸展，帮助肌肉和韧带恢复弹性，以改善颈椎病引起的不适症状。

（4）颈椎操：可以有效运动颈部的肌肉，缓解肌肉的紧张感或紧绷感。

（5）游泳：颈椎病患者在游泳过程中需要经常将头部抬起进行呼吸，有利于维持颈椎正常的曲度。

九、异常情况处理

（1）晕厥 ：由于患者过度紧张，体质虚弱，饥饿，体位不当，手法过重等因素造成患者突感头晕眼花、心慌、胸闷气短，甚至晕厥。出现晕厥后，应立即停止施术，平卧于空气流通处，头稍低；重者可掐捏人中穴，按顶会穴即可恢复；情况紧急时需立即抢救。

（2）耳廓夹伤：主要是因操作手法不当导致。规范操作手法即可。

第四节 落 枕

一、概述

蒙医学认为落枕主要是指由于受寒、受风和劳累等原因表现出的颈、肩、背部肌肉疼痛，颈部活动障碍的一种综合征。蒙医学属于颈部呼样病范畴。

西医学认为落枕是发生于肩背部肌肉、筋膜等组织的一种非特异性综合征，亦称颈背肌筋膜综合征。易受累的肌肉有斜角肌、斜方肌、颈长肌和肩胛提肌等。因受累肌肉不同，疼痛位置也有所不同。

二、病因

蒙医学认为，由于受风、受寒和劳累，睡眠时枕头过高、过低以及躺卧姿势不当，使“三根”“七素”失调，气血运行受阻，恶血、巴达干协日乌素增多，从而出现一系列疾病。

西医学认为，落枕的发生通常与长期保持同一种姿势或姿势的不正确、枕头过高、长期处于寒冷或潮湿的环境、缺乏锻炼、年龄的增长、不良心理等因素有关。以上因素直接或间接地导致颈项部及肩关节周围肌肉损伤、神经根受压、肌肉痉挛、急慢性感染、生理曲度的改变及椎间盘软骨组织的营养不良等。

三、解剖特点

颈肩涉及的骨骼、肌肉、关节、筋膜、韧带、神经诸多且复杂，主要累及颈丛神经、臂丛神经，颈肌、背肌、上肢肌群和血管。颈肩部的肌肉由深到浅可分成5层，最深层为第1层，是多裂肌和回旋肌，制约作用大于运动作用，在脊柱弯曲时可以起到防止个别椎体过度弯曲或旋转而脱位的作用。第2层包括颈半棘肌、头最长肌、斜角肌和肩胛提肌，颈半棘肌和头最长肌可以起到伸展头部、侧屈颈部的作用，斜角肌是使颈椎侧屈的主要肌肉，肩胛提肌可以起到抬高肩胛骨的作用。第3层是头半棘肌，作用与颈半棘肌和头最长肌相似。第4层是头夹肌及颈夹肌，使颈部伸展及头部转动。第5层为最浅层的肌肉，是斜方肌，可使肩胛骨回缩、伸展双侧头和颈、单侧转动头和颈部，提高肩胛骨等作用。

四、诊断标准

1. 蒙医诊断

（1）寒性黄水或巴达干、赫依合并者，则出现失眠、心慌、心悸、游走性或牵拉样疼痛。

（2）热性黄水合并者，局部发痒、发热，出汗，疼痛较显著，遇热加重，遇凉则舒，口干，舌质红、苔黄，脉象弦、数。[1]

2. 西医诊断

（1）晨起后患处肌肉酸胀、疼痛，颈肩部过度活动时可引起进行性加重，可向上肢或背部放射性疼痛。多数以一侧发病，少数可有一侧重、一侧轻。

（2）颈项部不能自由旋转，重者俯仰困难，查体时颈部肌肉触痛，阳性，浅层肌肉痉挛僵硬。

（3）可做颈部X线、CT 或 MRI 检查，协助诊断及鉴别诊断。

五、操作方法

（1）扳机点松解手法：嘱患者取坐位，施术者以摇晃、摩擦、抖动、按压、挤推、击打、摇动等手法放松患者颈肩部。在放松过程中找到酸痛点，在酸痛点持续按压30~90秒。在按压过程中逐渐增加力量，避免突然加压导致疼痛或损伤加重。

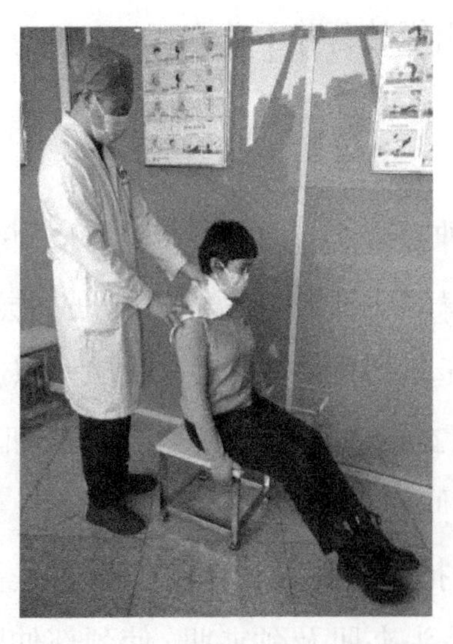

按压手法

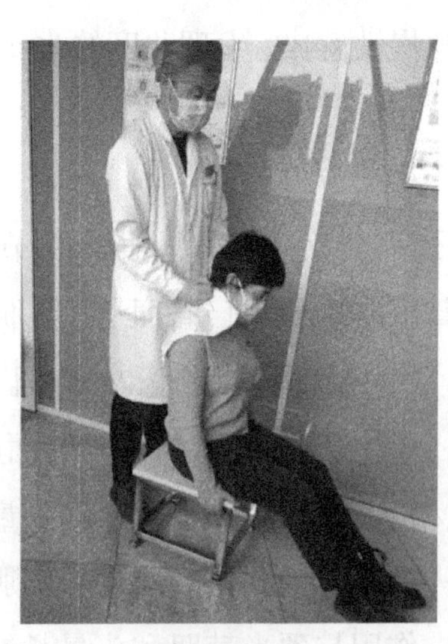

摇晃手法

（2）涂抹黄油松解手法：嘱患者取坐位或卧位，充分暴露颈肩部。施术者将黄油（也称酥油）涂抹于颈肩部。以摇晃、摩擦、抖动、按压、挤推、击打、摇动等手法放松患者颈肩部。在放松过程中找到条索样改变或酸痛点，用手指或大、小鱼肌按揉。松解后擦净患者皮肤上的黄油。

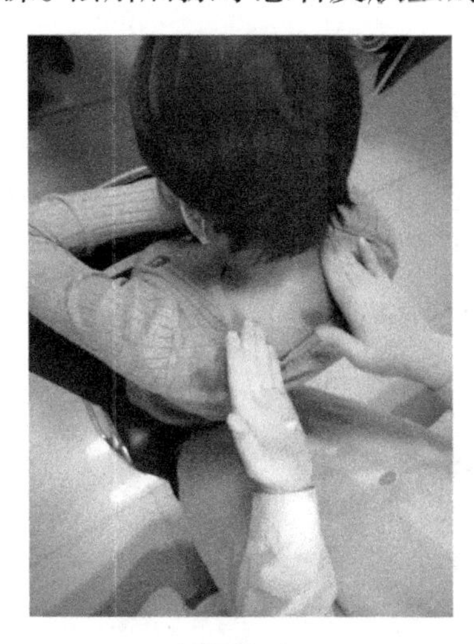

涂抹黄油

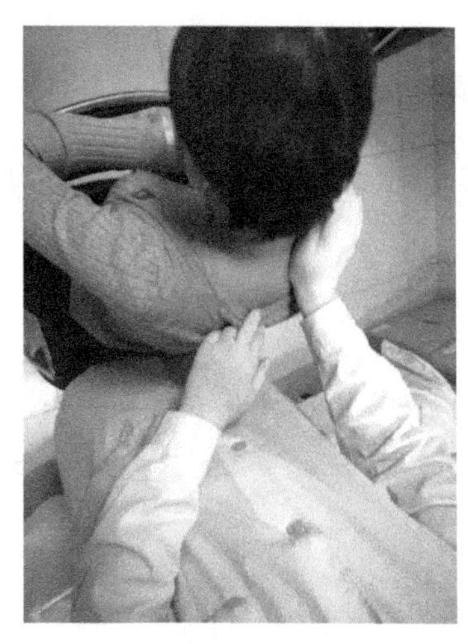

大鱼肌按揉

六、注意事项

（1）施术时应保持室温适宜，避免受风受寒。施术者应修剪指甲，保持手部清洁。

（2）运用松解手法时，要以辨证理论为指导，根据患者年龄、体力、部位及肌肉的薄厚等选用适当的手法和力度。手法要持久，均衡，有力，柔软，具有穿透力。

七、功能锻炼与预防

（1）掌握正确的坐姿和卧姿，尽量避免长时间伏案工作，每2小时至少休息5~10分钟活动颈肩部。

（2）睡觉时选择适宜的枕头，防止颈肩部负担加重。

（3）注意颈肩部的保暖，避免空调冷气或风扇直吹。

（4）加强颈肩部肌肉锻炼，提高协调性。

八、异常情况处理

治疗过程中因术者的手法穿透力不足而只作用于表皮，或用力过大，患者个体差异等，导致局部瘀血或疼痛时无须特殊处理。

参考文献

[1] 赛音朝克图. 蒙医学针法刺法 [M]. 北京: 清华大学出版社, 2019: 190—191.

第五节　颈椎小关节紊乱

一、概述

蒙医学认为颈椎小关节紊乱症是属于白脉病范畴。《四部医典》中最早明确提出“白脉病”这一概念，描述为：“白脉之内脉连接于脏腑，外脉连接于肌腱、骨骼、关节。”故属白脉病范畴。

现代医学认为颈椎小关节紊乱为颈部软组织（椎间盘及韧带）的退行性改变，是因外力作用导致颈椎小关节发生错位，出现肌肉、神经受压迫刺激而引起。常表现为颈椎活动受限、疼痛，颈项强直或椎旁压痛，反复发作可加速颈椎退变展。

二、病因

颈椎小关节紊乱是临床上较为常见的疾病。蒙医认为，协拉、赫依、巴达干是维持人体正常生命活动的能量和动力，相互间保持着相对平衡的状态时，人的生命活动就会正常进行。当受到内外因素的影响时，会失去相对平衡的状态，导致赫依的功能紊乱，引起巴达干和协拉不平衡，“七素”“三秽”紊乱，从而导致相应的病症[2]。随着手机、电脑的普及，人们的工作和生活方式发生了改变，会长时间保持一个不协调的姿势，使赫依的功能紊乱，引起巴达干和协拉不平衡，“七素”“三秽”紊乱，因而容易使颈椎内外平衡失调，使颈椎小关节发生后仰或偏离正常位置，导致颈椎关节突关节发生错位。

三、解剖特点

颈椎共有7个，第1、2、7颈椎为特殊颈椎。分别称为寰椎、枢椎、隆椎。寰椎特点：无椎体；由寰椎前、后弓，上、下关节面组成。枢椎特点：由齿突，上、下关节突，椎弓峡部，横突，横突孔，棘突组成。隆椎特点；有长而粗大的棘突。第3~6椎体有相同结构特点，由椎体，上、下关节突，横突，棘突组成。除第7颈椎，其他颈椎横突上有横突孔。第2~6颈椎的棘突较短且末端分叉。相邻椎体间借椎间盘牢固相连，因有钩椎关节而活动度更大、更灵活。紊乱多发于第3~7椎体。

四、诊断标准

参考严隽陶主编的《推拿学》（2003版）中颈椎小关节紊乱的诊断标准。

（1）有外伤史或长期不良坐姿、卧姿。

（2）发病时常有突然错位的“咯吱”声响，软组织病变错位时局部有明显不适感；重者颈肩背作痛，脊肋部胀痛不适，呼吸不畅，并有烦躁不安、食欲减退等情况。

（3）触诊：棘突旁软组织可触及不同程度的紧张，触之常可感觉有条索样物，压之疼痛。棘突偏离脊柱中线，棘突隆起或凹陷。

（4）颈椎X线片：X线片显示无明显异常或可见不同程度的脊柱侧弯或旋转现象。

五、操作方法

采用定点旋转复位法。因颈椎间盘突出往往合并颈椎小关节紊乱，故颈椎小关节紊乱的治疗手法与颈椎间盘突出症治疗手法基本一样。

六、注意事项

蒙医正脊手法在蒙医临床使用过程中需要注意：骨质疏松的人、体弱年迈的老人、胸椎骨折的病人不可以做，以免出现意外。在施术过程中，牢记动作协调，用力柔和轻巧，禁止施加暴力。

医师在蒙医临床上对正脊手法的操作必须要熟练，蒙医正脊手法是一种技巧力而不是暴力，手法操作一定要做到稳、巧、准等。对患者的查体要仔细，要精确的找到紊乱的小关节，明确的判断棘突偏离的方向，一定要结合辅助检查，避免误诊。

七、预防

（1）掌握正确的姿势，使颈椎经常处于正直位，避免长时间低头、侧卧位。

（2）通过做颈椎运动操加强颈部肌肉。如：前俯，后仰，左、右侧拉颈部肌肉，手、头对抗拉伸，展胸运动，扩胸运动，绕肩运动，抬头望掌等（参见本章第二节“七、功能锻炼与防”下的“颈椎运动操”）。

第六节　颈肩综合征

一、概述

颈肩综合征仅是症状学名词，是指以颈椎退行性病变或慢性劳损为基础，引起颈肩部血液循环障碍、肌肉组织痉挛水肿、广泛性疼痛僵硬、颈项部及肩关节周围痛的临床综合征。蒙医认为属于“呼样病”范畴。颈肩综合征为中老年常见多发病，近年来，年轻人的发病率也逐渐上升。

二、病因

颈肩综合征的发生通常与颈胸椎长期保持同一种姿势或长期姿势不正确、枕头过高、长期处于寒冷或潮湿的环境、缺乏锻炼、年龄增长、不良心理等因素有关。以上因素直接或间接地导致颈项部及肩关节周围肌肉损伤、神经根受压、肌肉痉挛、急慢性感染、生理曲度的改变及椎间盘软骨组织的营养不良等。

三、解剖特点

颈椎，指颈椎骨，位于头以下、胸椎以上的部位，共7块。它们之间由椎间盘和关节连接，并支持和保护脊髓。颈椎的灵活性使得人们能够进行头部的转动和俯仰。颈部肌肉包括前、后、侧肌群。前面的颈肌包括颈斜角肌、胸锁乳突肌和胸骨舌骨肌，这些肌肉帮助人们进行颈部的前屈和侧屈。后面的颈肌包括斜方肌、僧帽肌和背骨旋后肌，它们负责颈部的后屈和旋转动作。颈动脉是通过颈部运输氧气和营养物质到大脑的主要血管之一。它分为左右两侧，沿着颈椎旁边的颈动脉孔进入颅腔。肩袖肌是一组4个小肌肉，包括冈上肌、冈下肌、棘上肌和腓肠肌。它们负责稳定和支持肩关节，同时也参与肩关节的各种运动。锁骨和肩胛骨是连接躯干和上肢的骨骼。锁骨位于颈部的前方，与胸骨和肩胛骨形成关节连接。肩胛骨位于背部的上部，与上臂骨头形成肩关节。

四、诊断标准

病史：临床上大部分颈肩综合征患者呈慢性发病，有慢性颈项部肌肉劳损史，或既往有颈肩部外伤史。

症状：主要症状是颈痛，肩背痛，还可以有酸胀、僵硬、沉重、麻木和刺痒感。虽然患者病痛难忍，但常能逆转、缓解。神经系统的器质性病变表现较少出现，如手笨拙、无力，浅痛觉改变，手内掌侧肌为主的肌肉萎缩，或有上肢腱反射异常。

体格检查：颈椎的生理曲度、活动度改变。颈肩部组织紧张或痉挛。棘突、脊柱旁、肩胛角有条索样改变，压痛。部分患者可出现Jackson压头试验阳性、臂丛神经牵拉试验阳性、前屈旋颈试验阳性。

X线检查：颈椎弯曲度改变，椎间孔变小，钩椎关节增生等。部分患者无明显异常。

五、操作方法

（1）扳机点松解手法：嘱患者取坐位，施术者以摇晃、摩擦、抖动、按压、挤推、击打、摇动等手法放松患者颈肩部。在放松过程中找到压痛点，在压痛点持续按压30~90秒。在按压过程中逐渐增加力量。

（2）涂抹黄油松解手法：手法剥离，并施关节活动类手法，松解关节粘连，拉伸肌腱。矫正颈椎、胸椎的生理曲度，打开肩关节的活动度。

六、注意事项

（1）施术时应保持室温适宜避免受风受寒。施术者应修剪指甲，保持手部清洁。

（2）运用松解手法时，要以辨证理论为指导，根据患者年龄、体力、部位及肌肉的薄厚等选用适当的手法和力度。手法要持久，均衡，有力，柔软，具有穿透力。

七、功能锻炼与预防

（1）掌握正确的坐姿、卧姿和立姿，尽量避免长时间伏案工作，每2小时至少休息5~10分钟，适当活动颈肩部。

（2）睡觉时选择适宜的枕头，防止颈肩部负担加重。枕头不宜过高、过低。

（3）注意颈肩部的保暖，避免空调冷气或风扇直吹颈背部。

（4）坚持做颈部保健操。进行自我按摩，双手拇指按揉颈部，手掌拍打后背。

八、异常情况处理

扳动颈椎、胸椎关节时，力度宜温和，定位精准，切忌暴力施术。

第二章　胸　椎

第一节　胸椎小关节紊乱

一、概述

胸椎小关节紊乱症属关节协日乌素病的范畴。蒙医古籍文献中虽无胸椎小关节紊乱这一疾病的描述，但从临床表现上看属于蒙医关节协日乌素病（关节黄水病）范畴。胸椎小关节紊乱，是指由于胸部软组织（椎间盘及韧带）退行性改变、外伤、劳损等原因导致胸椎小关节发生位置上的改变，成不全脱位，引起不适和功能受限等症状的一种病症[1]。

二、病因

胸椎小关节紊乱是临床上较为常见的疾病。蒙医认为，协拉、赫依、巴达干是维持人体正常生命活动的能量和动力，相互间保持着相对平衡的状态时，人的生命活动就会正常进行。当受到内外因素的影响时，会失去相对平衡的状态，导致赫依的功能紊乱，引起巴达干和协拉不平衡，“七素”“三秽”紊乱，从而导致相应的病症[2]。随着手机、电脑等电子产品的普及，人们长期保持一个不协调的姿势，使赫依的功能紊乱，引起巴达干和协拉不平衡，“七素”“三秽”紊乱，引起胸椎内外平衡失调，使胸椎小关节发生后仰或偏离正常位置，导致胸椎关节突关节发生错位。

三、解剖特点

胸椎有12个，其余小关节50个左右。人体的胸椎是由肋横突关节、肋椎关节、胸椎关节突关节组成。脊神经共有31对，其中12对在胸段，神经呈节段分布于项背部肌肉与皮肤；前支较粗大，即肋间神经呈节段性分布于躯干，不但支配相关肋间肌，同时支配胸、腹壁皮肤和肋间韧带。在人体患病等情况下，其小关节会出现位置上的变化，如退行性变、劳损、外伤等疾病。位置上的改变会导致关节出现紊乱，从而诱发疾病发生[3]。

四、诊断标准

1. 蒙医诊断

参照 1987 年出版的《中国医学百科全书·蒙医分卷》的关节协日乌素病病症蒙医辨证分析。

（1）血、希拉偏盛者关节发热、热痛，遇热加重，遇凉则舒，舌苔黄、厚，脉象数、炫。

（2）巴达干、赫依偏盛者关节疼痛，活动受限，天气寒冷或阴雨天病情加重，舌苔白而脉象沉、缓。

2. 西医诊断

参考严隽陶主编的《推拿学》（2003版）中的胸椎小关节紊乱诊断标准[4]

（1）有外伤史或长期姿势不正。

（2）发病时常有胸背部突然错位的“咯吱”声响，软组织病变错位时局部有明显不适感；重者单侧或双侧季肋部胀痛不适，胸闷，呼吸不畅，深呼吸时疼痛加剧，睡眠障碍，并且烦躁不安。

（3）棘突旁软组织可触及不同程度的紧张，触之常可感觉有条索样物，压之疼痛。棘突偏离脊柱中线，棘突隆起或凹陷。

（4）胸椎X线片：X线片显示无明显异常或可见不同程度的胸椎曲度变直、侧弯或旋转现象。

五、操作方法

1. 自重牵引下手法整复

本手法适用于胸椎关节紊乱、胸椎侧弯、胸腰椎间盘突出等脊柱疾病。这是一种在人体自重悬吊牵引下，运用特定手法结合患者腹压（使患者咳嗽或深呼气的末期）作用下对病变关节的上关节和下关节进行调控来达到治疗目的蒙医传统正脊手法。此手法以六种动作来完成复位。在复位的过程当中患者需配合医生的操作。如果患者不能完成动作，助手协助上架治疗。在治疗的过程中，医生的一个拇指固定在上一个椎体的对侧旁边，另一个拇指旋推异常关节的下一个椎体的棘突或下关节突，最后重新指诊是否复位或好转。

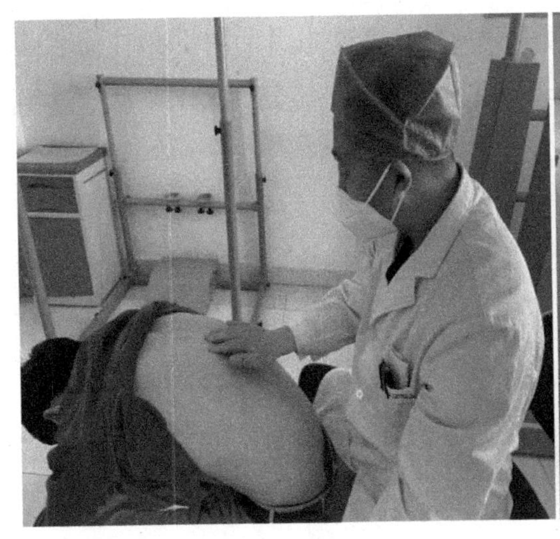

指诊胸椎

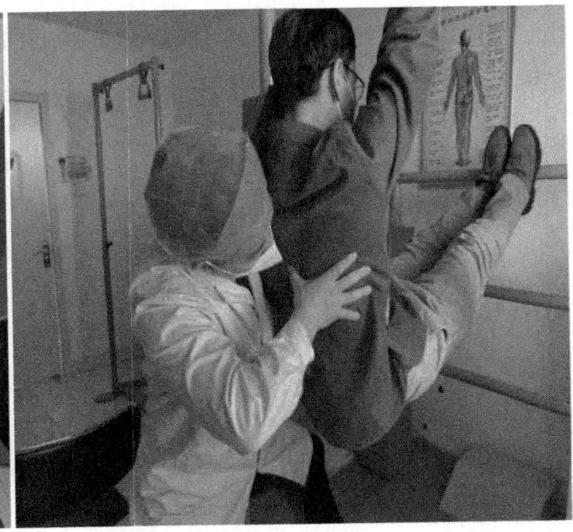

自重牵引下手法整复

2. 蒙医喷药酒按摩正脊手法

患者俯卧位，充分地暴露背部，指诊定位病变的部位，随后医生呷一口酒喷于患处，连续三次喷出“吱”的声音，此时医生趁机会迅速予以复位。最后重新指诊是否复位或好转。

3. 膝顶臂提法[5]

使患者取坐位，双手交叉抱头并外展。医生站在患者后面，用膝盖顶住患处，双手从患者腋下穿过然后紧握患者前臂远端。医生以自身前臂背侧拖顶住患者近腋部之上臂，迅速上提患者上臂从而复位错位的小关节。最后重新指诊是否复位或好转。

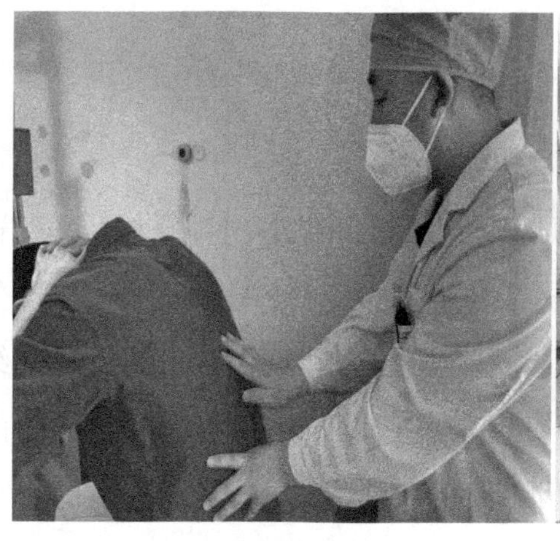

指诊胸椎

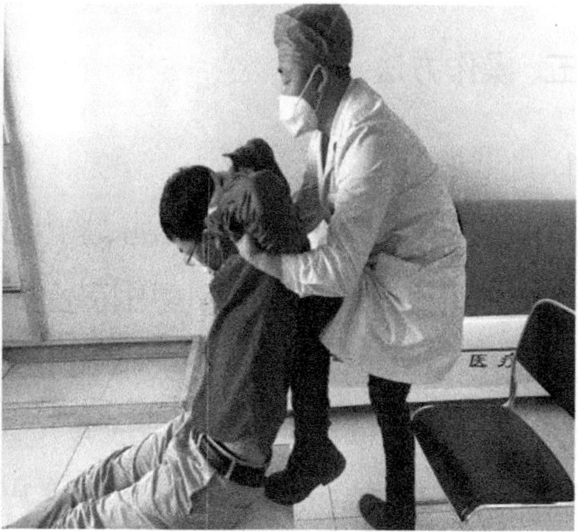

膝顶臀提法

4. 旋转复位法

患者骑于木马椅前取坐位，双手十指交叉抱头，并外展。医生骑于木马椅凳后座，用一手拇指顶住偏歪的胸椎棘突，再用另一手臂穿过患者前肘部顶住患者头后部，用双侧大腿固定患者的骨盆，使患者做前屈、侧屈、旋转等动作，从而达到整复偏歪棘突的目的。最后重新指诊是否复位或好转。

5. "半握拳"复位手法[6]

患者取仰卧位，双臂交叉抱于胸前，医生站立于患者右侧。医生右手"半握拳"，置于患椎下方，大小鱼际垫于患者左侧棘突旁，其他手指位于患者右侧棘突旁，使患椎棘突置于大小鱼际与屈曲4指所形成的空隙中。嘱患者深呼吸，在其吸气末时，医师左手于患者前臂处做一快速的、有控制的向下按压，闻及"咔嚓"声时，表明复位成功。最后重新指诊是否复位或好转。

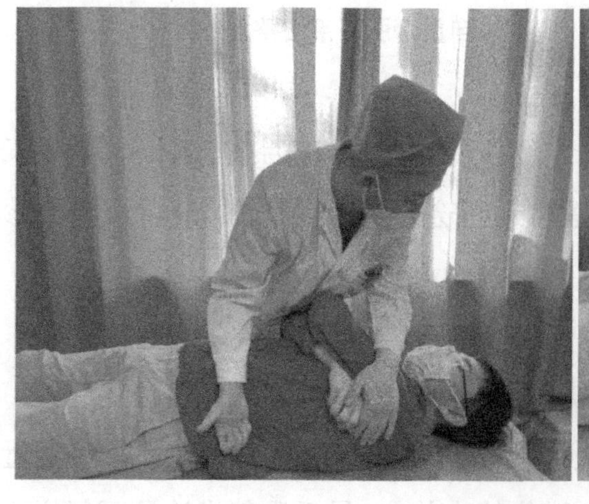

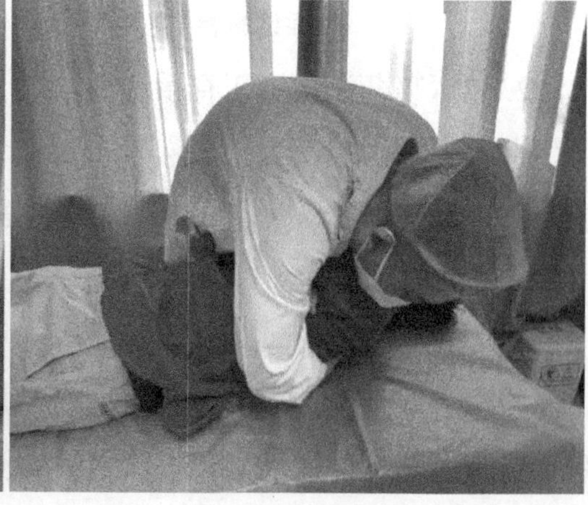

"半握拳"复位手法

6. 其他

采用外用蒙药涂抹松解手法、肌腱膜板机点松解手法等。

六、注意事项

蒙医正脊手法在蒙医临床使用过程中需要注意：重度骨质疏松的人、胸椎骨折的病人不可以做，以免出现意外。在施术过程中，牢记动作协调，用力柔和轻巧，瞬间发力复位。禁止施加暴力。

临床上医师对正脊手法的操作必须要熟练，蒙医正脊手法是一种巧力而不是暴力，手法操作一定要做到稳、巧、准等。对患者的查体要仔细，要精确地找到紊乱的小关节，明确判断棘突偏离的方向，必要时结合辅助检查，以免误诊[7]。

七、功能锻炼与预防

（1）坐姿：保持胸椎经常处于正直位，避免长时间肩膀一高一低。

（2）睡姿：选用硬板床，低枕。睡姿以仰卧及左右侧卧轮换为宜。

（3）运动：避免用单侧臂的运动，如球类运动等。多做肌力平衡运动，青壮年人提倡游泳、跑步，老年人以打太极拳、练气功为宜。运动员运动前应该认真做好热身，活动后好好拉伸局部。

八、异常处理

在复位过程中如果因医者的手法或患者体位不合理出现异常情况时，应及时纠正，及时处理。如果纠正后出现患者不适等症状，应让患者及时休息并对其进行观察，必要时应进一步干预。

第二节　胸椎侧弯

一、概述

胸椎侧弯属关节协日乌素病的范畴。蒙医古籍文献中虽无小关节紊乱这一疾病的描述，但从临床表现上看属于蒙医关节协日乌素病（黄水病）范畴，故胸椎侧弯属协日乌素范畴。胸椎侧弯是指脊柱的一个或数个脊椎节段向侧方弯曲并伴有椎体旋转的脊柱畸形。该病与现代人群职业特点、工作生活习惯有密切关系[8]，尤其青少年脊柱侧弯较多见。

二、病因

蒙医认为，协拉、赫依、巴达干是维持人体正常关节及肌肉活动的能量和动力，相互间保持着相对平衡的状态时，人的生命活动就会正常进行。当受到内外因素的影响时，则失去相对平衡，处在相搏的状态，从而导致巴达干赫依的功能紊乱，引起相应的病症，久而久之形成胸椎侧弯[9]。

三、解剖特点

胸椎有12个，其余小关节50个左右。与颈椎相比，少了钩椎关节，多了一对肋椎关节。因此，胸椎相对于颈椎、腰椎更加稳定，这也是胸椎的解剖特点。人体的胸椎是由椎间盘、肋横突关节、肋椎关节、胸椎关节突关节组成。脊神经共有3l对，其中12对在胸段，神经呈节段分布于项背部肌肉与皮肤；前支较粗大，即肋间神经呈节段性分布于躯干，不但支配相关肋间肌，同时支配胸、腹壁皮肤和肋间韧带。在人体患病等情况下，其小关节会出现位置上的变化，如退行性变、劳损、外伤等疾病。位置上的改变会导致关节出现紊乱，从而导致胸椎侧弯[10]。

四、诊断标准[11]

1. 蒙医诊断

蒙医诊断标准参照 1987 年出版的《中国医学百科全书·蒙医分卷》的关节协日乌素病病症蒙医辨证分析。

2. 西医诊断

参照《中医整脊科常见病诊疗指南》中脊柱侧弯的诊断标准：

表现为站立时躯干不对称应力，如双肩不等高，一侧肩胛骨向后突出，前胸不对称等表现。X光片拍摄胸椎侧弯患者站立姿态下正侧位胸椎的医学形态，是诊断患者脊柱侧弯病症程度的重要依据。

五、操作方法

1. 自重牵引下手法整复

本手法适用于胸椎关节紊乱、胸椎侧弯、胸腰椎间盘问题等脊柱疾病。在人体自重悬吊牵引下运用特定手法结合患者腹压（使患者咳嗽或深呼气的末期）作用下病变关节的上关节和下关节的调控来达到治疗目的一种蒙医传统正脊手法。在复位的过程当中患者配合医生的操作。如果患者不能完成动作，助手协助治疗。在治疗的过程中，医生的一个拇指旋推异常间盘的下一个椎体的棘突或下关节突关节，另一个拇指固定在上一个椎体，由上到下，逐个调整偏歪的棘突和侧弯的椎体。

2. 旋转复位法

患者骑于木马椅前取坐位，双手十指交叉抱头，并外展。医生骑于木马椅凳后座，用一手掌按住脊柱一侧后背，再用另一手抓住患者同侧肩部，做了一个环形旋转运动。固定患者的骨盆、双侧大腿，使患者做前屈、侧屈、旋转等动作，从而达到整复偏歪棘突，纠正侧弯的目的。复查是否到位。

3. 蒙医喷药酒按摩正脊手法

患者俯卧位或坐卧位，充分地暴露背部，指诊定位病变的部位，随后医师呷一口酒喷于患处，连续三次喷出“吱”的强烈的声音，此时医师趁机会迅速予以复位。最后重新指诊是否复位或好转。

4. 其他治疗

采用外用蒙药涂抹松解手法、肌腱膜板机点松解手法等。

六、注意事项

蒙医正脊手法在蒙医临床使用过程中需要注意：骨质疏松的人、体弱年迈的老人、胸椎骨折的病人慎做或禁做手法治疗。在施术过程中，牢记动作协调、用力轻巧，禁止施加暴力。

施术者在对正脊手法的操作必须要熟练。蒙医正脊手法是一种技巧力而不是暴力。手法操作一定要做到稳、巧、准。对患者的查体要仔细，要精准确地找到紊乱的胸椎小关节，明确判断棘突偏离的方向，然后确定治疗方案，再施以操作治疗。必定要时做辅助检查，以免误诊[12]。

七、功能锻炼与预防

(1)坐姿: 保持胸椎经常处于正直位, 避免长时间肩膀一高一低, 胸椎过屈、旋转。

(2)睡姿 : 选用硬板床, 低枕。睡姿以仰卧及左右侧卧轮换为宜。避免枕头过高或过低, 不适当使用腰枕、膝枕等辅助工具。

(3)运动: 不提倡做单侧臂的运动, 如球类运动等。多做肌力平衡运动, 青壮年人提倡游泳, 跑步, 老年人以打太极拳, 练气功为宜。运动员运动前应该认真做好热身, 活动后好好拉伸局部。

八、异常处理

在复位过程中, 因医者的手法或患者体位不正确, 可引起异常情况, 应及时纠正, 及时处理。如果纠正后患者出现不适等症状, 应让患者及时休息并对其进行观察, 必要时应进一步干预。

第三节　背脊筋膜炎

一、概述

背脊筋膜炎是软组织损伤性疾病。蒙医经典著作《四部甘露》中详细记载了相关5类伤种, 除此之外,《通瓦嘎吉德》《哲兑》《美丽目饰》等经典中也零散记载了相关肌腱的损伤与治疗。现代医学认为背脊筋膜炎是肌肉和筋膜的无菌性炎症反应所产生的后背部慢性疼痛[12]。

二、病因

蒙医认为筋膜损伤引起赫依和血通道阻塞, 损伤局部赫依, 血瘀结, 导致肿痛、活动受限等临床症状的出现[13]。现代医学认为背肌筋膜炎是指因寒冷、潮湿、慢性劳损使腰背部肌筋膜及肌组织发生水肿、渗出及纤维性变而出现的一系列临床症状。

三、解剖特点

筋膜是覆盖于背部和躯干深层的软组织。上方的软组织向前至后锯肌上方，并在颈背部与颈深的软组织浅层相连。软组织（肌筋膜）包绕着肌纤维和肌肉，继而延续形成肌腱和韧带，肌腱膜在肌束间穿行，与骨骼连接。

四、诊断标准

1. 蒙医诊断

蒙医诊断标准参照1987年出版的《中国医学百科全书·蒙医分卷》的关节协日乌素病病症蒙医辨证分析。

2. 西医诊断[14]

参照《临床诊疗指南·骨科分册》中背脊筋膜炎的诊断标准：患者的疼痛表现为背部酸痛，症状常在活动后、受凉后出现，表现为局部活动受限，肌肉痉挛，部分患者有明显的压痛点。

五、操作方法

1. 蒙医喷药酒按摩手法

患者俯卧位或坐卧位，充分地暴露背部，指诊定位病变的部位，随后医师呷一口酒喷于患处，连续三次喷出"吱"的强烈的声音，医师双手充分松解局部的软组织，滚法松弛紧张的椎旁肌肉与痉挛的背肌筋膜，并针对痉挛的肌肉、筋膜与韧带采用揉捏法进行重点松解，改善赫依血运行，有效地缓解疼痛。

2. 其他治疗

采用外用蒙药涂抹松解手法、肌腱膜板机点松解手法等。

六、注意事项

医师在蒙医临床上对正脊手法的操作必须要熟练。蒙医正脊手法运用的是一种巧力，而不是用暴力。对患者的查体要仔细，要精准地找到紊乱的小关节，明确判断棘突偏离的方向，手法操作一定要做到稳、巧、准等。必要结合辅助检查，以免误诊[12]。

禁忌：骨折、骨肿瘤患者禁用此手法。

七、功能锻炼与预防

（1）坐姿：保持胸椎经常处于正直位，避免长时间过屈、过伸、旋转。

（2）睡姿：选用硬板床，低枕。睡姿以仰卧及左右侧卧轮换为宜。

（3）运动：多做肌力平衡运动，做左右两侧肌肉、筋膜、韧带平衡锻炼。青壮年人提倡游泳、跑步，老年人以打太极拳，练气功为宜。运动员运动前应该认真做好热身，活动后好好拉抻局部。

八、异常处理

在治疗过程中因医者的手法或患者体位不正确，可引起异常情况，应及时纠正，及时处理。

参考文献

[1] 赖晓桦，陈凯，陈海鹏，等，旋转按压治疗胸椎小关节紊乱症的临床疗效[J]. 中国中医骨伤科杂志，2021，29（11）.

[2] [9] 赵宇明，列斯日古楞，等. 蒙医学的概要[J]. 中国民族民间医药杂志，1996.（02）.

[3] [10] 胡哲，李志军.胸椎小关节紊乱的相关解剖学特征[J].中国保健营养，2013，23（03）.

[4] 严隽陶. 推拿学[M]. 北京：中国医药科技出版社，2003：138.

[5] 钟才进，陈娟，郑炎，等. 膝顶法整腹胸椎小关节错位16例疗效观察[J]. 中医疗养医学，2014，23（03）.

[6] 刘仍军，李伟，付伟. “半握拳”复位手法配合微波照射治疗慢性胸椎小关节紊乱综合征[J]. 中医正骨，2014，26（11）.

[7] [12] 王润民，戴子一. 正骨手法治疗胸椎小关节紊乱的临床观察[J]. 大众科技，2021，23（10）.

[8] 王琦，张东，严春. 针刺与手法按摩方法治疗胸椎侧弯40例临床观察[J]. 吉林大学学报：医学版，2012，38（05）.

[11] 王潇雯. 矫形体操对青少年特发性脊柱侧凸的干预与矫正[D]. 广州：广

州体育学院, 2018.

［12］韩潇箫. 电热砭石治疗风寒湿阻型腰背肌筋膜炎的疗效研究［D］. 北京: 北京中医药大学, 2015.

［13］白国荣, 王朝鲁. 蒙医正骨结合敷药治疗软组织损伤225例［J］. 中国民族医药杂志, 1996(03): 17.

［14］张雪梅, 张伟. 针刺治疗腰背肌筋膜炎的临床研究进展［J］. 中国中医药现代远程教育, 2023, 21(08): 203—205.

第三章　腰　椎

第一节　腰椎间盘突出症

一、概述

腰椎间盘突出症（Lumbar disc herniation，LDH）又叫尼如乃乎杨病，属于白脉病范畴。白脉指的是从脑和脊髓分支后遍布于全身的浅白色脉，白脉病即因赫依和巴达干相搏入白脉，表现为机体某部位麻木、肿胀、疼痛、萎缩、挛缩等症状的病症，又名“白乎杨”。蒙医学古籍中阐述白脉构成时指出“外白脉与肌肉、筋腱、骨关节连接，因此，多发生肿胀、萎缩、缩直等病变”。白脉病的治疗宜以调理三根、通白脉、治伤、促气血运行和疗术法为原则[1]。

二、病因

腰椎间盘突出症是临床上较为常见的疾病。蒙医认为本病的发生的主要原因为巴达干、赫依的相搏。腰椎间盘突出症属于白脉病，白脉属于水源，呈阴性，是正常巴达干依存部位和病变巴达干、赫依的窜行之道，故病变以巴达干、赫依为主。即使早期以血、希拉性病变为主因的时候，病程延长后仍会转变成以巴达干、赫依为主的寒性疾病。随着年龄的增长，椎间盘逐渐发生退变，纤维环和髓核的含水量逐渐下降，髓核失去弹性，纤维环出现裂隙、滑脱等，都与巴达干、赫依有关。因此，巴达干、赫依是主要病因。

三、解剖特点

腰椎的正常生理解剖结构主要由椎体和椎间盘构成，从上到下依次为第1至第5腰椎骨，每两节腰椎之间都有一个有弹性的间盘。椎间盘周围分布有神经、血管，每两节椎体之间的椎间盘后方都会分出两条神经根，从上到下为第1至第5神经根。

四、诊断标准

参照2019年中华医学会骨科分会脊柱外科学组公布的《腰椎间盘突出症诊疗指南》中的诊断标准。

1. 症状

腰痛，双侧或单侧下肢疼痛，双侧或单侧下肢麻木，抽搐，下肢肌肉紧张，马尾综合征，大小便失禁，等等。

2. 体征

直腿抬高试验，股神经牵拉实验，“4”字实验，受累神经根支配感觉和运动障碍。

3. 触诊

棘突旁软组织可有不同范围和程度的紧张甚至痉挛，触之常可感觉有条索样物，压之疼痛。受损腰椎阶段棘突有压痛、叩击痛和椎旁压痛，棘突偏离脊柱中线，棘突隆起或凹陷。

4. 辅助检查

腰椎CT，腰椎MRI结果显示腰椎间盘突出。影像学与神经定位相符。

五、操作方法

1. 自重牵引下手法整复手法

本手法适用于腰椎关节紊乱、腰椎侧弯、腰椎滑脱、腰椎间盘问题等脊柱疾病。这是一种在人体自身体重悬吊牵引下，通过腰椎的前屈、后伸，运用特定手法结合患者腹压，对病变关节的上关节和下关节进行旋转推拿来达到治疗目的蒙医传统正脊手法。

2. 蒙医喷药酒按摩正脊手法

患者俯卧位，充分地暴露背部，指诊定位病变的部位，随后医生呷一口酒喷于患处，连续三次喷出“吱”的强烈的声音，此时医生趁机会迅速复位。最后重新指诊是否复位或好转。

3. 旋转复位法

患者于木马椅前取坐位，双肘部向外展。医者坐于木马椅凳后座，用一手拇指顶住偏歪的腰椎棘突，再用另一手臂穿过患者腋下肘部，然后固定在颈部。助手配合让患者做前屈、侧屈、旋转等动作，从而达到整复偏歪棘突的目的。

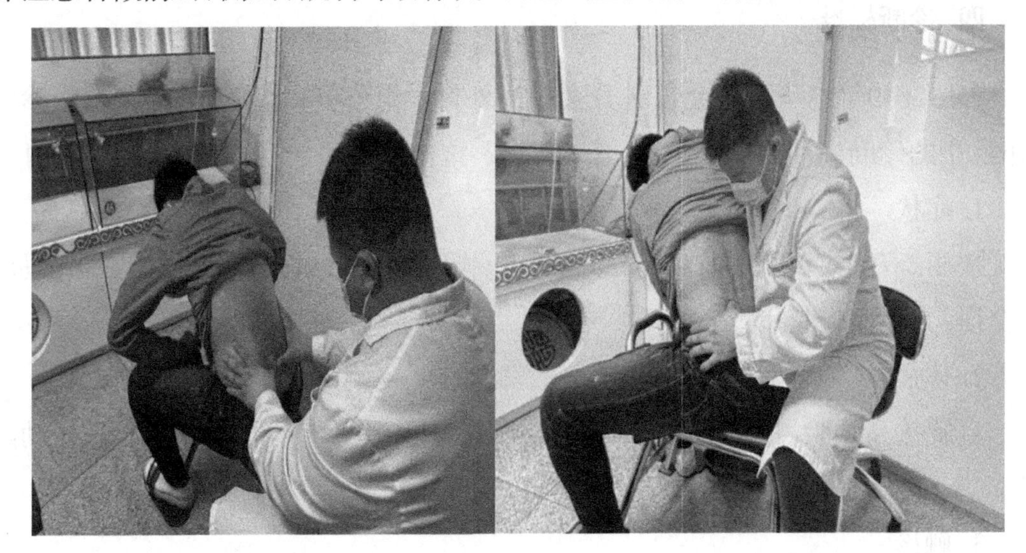

指诊腰椎　　旋转复位法

4. 其他

采用外用蒙药涂抹松解手法、肌腱膜板机点松解手法等。

六、注意事项

年老体弱的患者，并发腰椎段骨折、结核、肿瘤等疾病的患者，多发心、脑、肝、肾及造血系统疾病等严重危及生命的患者，以及妊娠临产者，均不宜使用正脊手法，以免出现意外。在施术过程中，牢记动作协调、用力柔和轻巧。

医生操作必须要熟练。蒙医正脊手法是一种既可查体诊断，又可治疗复位的手法，手法操作一定要做到平稳、轻巧、精准。对患者的查体当然也要仔细，摸清到底是哪个椎体发生了小关节紊乱，棘突到底往哪个方向发生了偏歪，必要时结合相关的辅助检查准确定位，以免误诊。

七、预防

保持良好的生活习惯，包括规律运动，端正坐姿、站姿等，对于该病的预防有积极意义。

参考文献

[1] 蒙古学百科全书编辑委员会《医学》卷编辑委员会. 蒙古学百科全书·医学卷[M].呼和浩特：内蒙古人民出版社.

第二节　腰椎滑脱

一、概述

蒙医学认为腰椎滑脱是归于白脉病、努如乃呼样范畴。腰椎滑脱是一种腰椎间盘退行性改变为主导致的一些疾病。常以腰痛，腰部活动受限，下肢疼痛、麻木等临床症状为主。

二、病因

蒙医认为该病与体内“三根”“七素”之相对平衡状态失调，协拉衰减而巴达干、赫依增盛，全身筋肉骨骼处于逐渐衰弱之状态有关。此时，如果操劳过度，使腰椎软组织长期过于疲劳，失去气血的滋养，会引起该病。针对此情况，西医治疗多给予患者口服镇痛、抗炎药物，局部封闭注射等，虽可在短期内缓解患者局部疼痛及炎症，但是治标不治本。

三、解剖特点

腰椎的正常生理解剖结构主要由椎体和椎间盘构成，从上到下依次为第1至第5腰椎骨，每两节腰椎之间都有一个有弹性的间盘。椎间盘周围分布有神经、血管，每两节椎体之间的椎间盘后方都会分出两条神经根，从上到下分别为第1至第5

神经根。椎体靠椎弓与椎骨、小关节相连接。弓根处相对脆弱，如遇强外力时，易断裂。

四、诊断标准

1. 蒙医诊断标准

按照全国高等医药院校蒙医药专业规划教材《蒙医内科学》中白脉病的诊断标准进行诊断：①咳嗽、打喷嚏、弯腰或活动时疼痛，并伴有烧灼感；②直腿抬高试验或屈颈试验阳性；③大腿外侧、腘窝、小腿外侧至足趾出现连续性钝痛或阵痛感。

2. 西医诊断标准

参照《脊柱外科临床手册》中相关诊断标准：

（1）症状：腰痛，双侧或单侧下肢疼痛，双侧或单侧下肢麻木，抽搐，下肢肌肉紧张，大小便失禁，等等。

（2）L5棘突及其上下韧带常有压痛，L4至L5棘突可呈台阶状。

（3）辅助检查：腰椎DR，腰椎CT，腰椎MRI结果显示腰椎滑脱。影像学与神经定位相符。

五、操作方法

1. 自重牵引下手法整复手法

首先患者坐于小凳子上，充分地暴露腰部，双下肢伸直、弯腰摸脚，随后医生在患者背面指诊后背棘突两旁。准确摸到异常位置后上自重牵引架子。患者处于牵引状态下，在医生以特定手法配合患者咳嗽（或深呼吸）等腹压的作用下进行病变关节的上关节和下关节的调节来达到治疗目的。

2. 蒙医喷药酒按摩正脊手法

患者俯卧位，充分地暴露背部，指诊定位病变的部位，随后医生“呷”一口酒喷于患处，连续三次喷出“吱”的强烈的声音，此时医生趁机会迅速复位滑移的椎体。最后重新指诊是否复位或好转。可重复手法。

3. 其他

采用外用蒙药涂抹松解手法、肌腱膜板机点松解手法等。

六、注意事项

正脊手法在临床使用过程中需要注意：年老体弱的患者，并发腰椎段骨折、结核、肿瘤等疾病的患者，多发心脑肝肾及造血系统等严重危及生命的疾病的患者，妊娠临产者及Ⅲ°、Ⅳ°滑脱者均不宜使用正骨手法，以免出现意外。在施术过程中，牢记动作协调、用力柔和、精确到位。

医生在临床上对正脊手法的操作必须要熟练，通过对滑脱椎体相邻的上下椎体的调整，达到复位。正脊手法是一种技巧力，不是单纯的暴力，手法操作一定要做到平稳、轻巧、精准。对患者的查体定位要精准，复位手法要到位，这样才能准确地定位复位患椎，而且避免误诊。

七、预防

保持良好的生活习惯，包括规律运动，端正坐姿，站姿等。饮食方面忌食过寒或过热性、刺激性、辛辣食物和生冷食物。

第三节　腰椎小关节紊乱

一、概述

蒙医学认为，“白脉之内脉连接于脏腑，外脉连接于肌腱、骨骼、关节”，故腰椎小关节紊乱属白脉病范畴。腰部软组织（椎间盘及韧带）的退行性改变、外伤、劳损等原因，导致胸椎小关节发生位置上的改变，成不全脱位，引起不适和功能受限等。临床又称腰椎小关节机能紊乱等。

二、病因

腰椎小关节紊乱是临床上较为常见的疾病。蒙医认为，协拉、赫依、巴达干是维持人体正常生命活动的能量和动力，相互间保持着相对平衡的状态时，人的生命活动就会正常进行。当受到内外因素的影响，则失去相对平衡的状态，导致赫依的功能紊乱，引起巴达干和协拉不平衡，“七素”、“三秽”紊乱，从而导致关节黄水病变，容易引起腰椎内外平衡失调，使腰椎小关节发生位置上的改变，腰椎关节突关节发生错位。

三、解剖特点

腰椎的正常生理解剖结构主要由椎体和椎间盘构成，从上到下依次为第一至第五腰椎骨，每两节腰椎之间都有一个有弹性的间盘，有上下关节突关节，称为小关节，起到稳定腰椎的作用。椎间盘周围分布有神经、血管，每两节椎体之间的椎间盘后方都会分出两条神经根，从上到下分别为第1至第5神经根。

四、诊断标准

1. 蒙医诊断标准

参照全国高等医药院校蒙医药专业规划教材《蒙医内科学》中白脉病的诊断标准进行诊断:

（1）咳嗽、打喷嚏、弯腰或活动时疼痛，并伴有烧灼感。

（2）直腿抬高试验或屈颈试验可呈阳性。

（3）重者臀部大腿外侧、腘窝、小腿外侧至足趾出现连续性钝痛或放射痛。

2. 西医诊断标准

参照《中医病证诊断疗效标准中的诊断标准》中的腰椎小关节紊乱症诊断标准：

（1）有屈伸旋腰扭伤病史或突然站立损伤病史。

（2）有腰部剧烈疼痛史。

（3）腰部肌痉挛，棘突小关节压痛。

（4）X线检测正常。

五、操作方法

1. 自重牵引下手法整复手法

首先患者坐于小凳子上，充分地暴露腰部，双下肢伸直、弯腰摸脚，随后医生在患者背面指诊后背棘突两旁。准确摸到异常位置后患者上自重牵引架子，保持髋关节屈曲体位，在医生手法配合患者咳嗽（或深呼吸）等产生腹压的作用下，进行病变关节的上关节和下关节的调节，从而达到治疗目的。

2. 蒙医喷药酒按摩正脊手法

患者俯卧位，充分地暴露背部，指诊定位病变的部位，随后医生"呷"一口酒喷于患处，连续二次喷出"吱"的强烈的声音，此时医生趁机会迅速复位紊乱小关节，达到正脊目的。最后重新指诊是否复位或好转。

3. 旋转复位法

患者坐于木马椅前座，双手十指交叉抱头，双肘部向外展。医生坐于木马椅凳后座，用一手拇指顶住偏歪腰椎棘突，再用另一手臂穿过患者肘部，而后扶住患者颈头部。在拇指旋顶的同时，嘱患者做前屈、侧屈、旋转等动作，从而达到整复偏歪棘突的目的。

4. 其他

采用外用蒙药涂抹松解手法、肌腱膜板机点松解手法等。

六、注意事项

正脊手法在临床使用过程中需要注意：并发腰椎段骨折、结核、肿瘤等疾病的患者，多发心脑肝肾及造血系统等严重危及生命的疾病的患者，妊娠临产者，均不宜使用正脊手法，以免出现意外。在施术过程中，牢记动作协调，用力柔和，精准到位。

医生在临床上对正脊手法的操作必须要熟练，正脊手法是一种技巧力，不是单纯的暴力，手法操作一定要做到平稳、轻巧、精准。对患者的查体当然也要仔细，摸清到底是哪个椎体发生了小关节紊乱，棘突到底往哪个方向发生了偏歪，并且要结合相关的辅助检查，这样才能准确的定位患椎，以避免误诊。

七、预防

保持良好的生活习惯，端正坐姿、站姿，保持正确的卧姿等。保持适量的运动，如步行、跑步、弯腰、做脊柱保健操等。饮食方面忌食过寒或过热性、刺激性、辛辣食物和生冷食物。

第四章 骨盆与髋

骶髂关节紊乱

一、概述

长短腿（骶髂关节紊乱）是指一条腿比另一条腿短的情况。长短腿一般多可能是由于先天性的髋关节脱位、脊柱侧弯，或者是小儿麻痹、脑瘫所致；也可能是由于下肢骨折畸形愈合原因造成下肢短缩所致，可能伴有明显的肌肉萎缩，或有明显的肌力和肌张力的变化。临床上多认为“长短腿”是由骶髂关节紊乱引起，数据显示，70%的人有不同程度的双下肢不等长（即长短腿），但差异非常轻微。一般情况下，双腿长度差距大于1厘米时，在外观、行走上会看出异常；双腿长度差距大于4毫米时就可能引起身体生物力学的不良改变，甚至会引起颈腰腿痛等问题。蒙医认为属于下肢呼样病范畴。

二、病因

（1）姿势不当，如长时间保持同一姿势。

（2）运动损伤，如跑步、篮球等运动。

（3）过度使用，如长时间站立或者提重物。

（4）孕期，由于激素分泌增加导致韧带松弛。

（5）退行性变，如关节炎或骨质疏松。

（6）其他因素，如先天性畸形、肌肉不平衡等。

三、解剖特点

骶髂关节位于人体骨盆处，由骶骨和髂骨组成。骶髂关节是人体最大的关节，具有非常强的稳定性和支撑功能。它属于滑车关节，关节面呈锥形，有助于支撑身体重量及吸收地面冲击力。骶髂关节的关节面被覆盖着厚厚的软骨，这有助于减少摩擦和提供缓冲。此外，韧带和肌肉也在此处提供支持和稳定性。骶髂关节在保持骨盆稳定性和支撑身体重量方面发挥着重要作用。

四、临床诊断

1. 西医诊断标准

（1）外伤、劳损、产后、风寒湿侵袭、先天因素。

（2）继发于其他疾病及损伤，如腰间盘突出、腰肌劳损、椎管狭窄、骨质增生、盆内脏炎（需排除关节结核、强直性脊柱炎、瘤侵犯等)。症状为侧腰骶部疼痛，重者患肢不敢着地、负重及站立，行走困难；坐位时患侧臀部不敢着力，常以健侧臀部着床，患肢保持屈髋屈膝位，翻身困难，腰骶部痛，或可沿坐骨神经放射性痛(或麻)。

（3）鞍区症状：腹股沟部及内收肌群痉挛性疼痛，其他表现为痛经、阳痿等。

（4）体征：压痛(压痛部位为关节部、梨状肌、坐骨神经、内收肌群)。髂后上棘不等高，腰骶三角不等腰，髂嵴不等高，下肢不等长，腰椎侧弯患侧骶髂关节处明显压痛，骨盆分离试验——“4”字试验及床边试验阳性。

（5）X线片:关节间隙不等宽，密度不均，骨盆倾斜，或可见耻骨联合分离。

2. 蒙医诊断标准

（1）病史：受急性外伤，或有长时间受寒湿、劳累等病史。

（2）症状：患者行走时常因患侧下肢抬腿受限而行，有用侧下肢站立困难等症状。患侧骶髂关节处疼痛，弯腰及腰部活动时可引起骶髂部位疼痛加重。坐位时患者常以健侧持重，以避免由于负重压迫引起疼痛加重，腰前凸增大，并可出现一些类似坐骨神经痛的症状。

（3）查体：做“4”字试验时骶髂关节部位疼痛，骨盆挤压及分离试验均可引起骶髂关节处疼痛。让患者坐正，双手置于后，术者立于其后，左右旋推患者两肩时患侧骶髂关节处疼痛加剧；或痛穴、髋穴、大腿穴、腘窝穴、胫穴压痛。

（4）分型：热性黄水偏盛者疼痛持续较显著，皮肤长疮，睡眠不安、脉象抖动，舌苔黄。寒性黄水偏盛者腰部酸痛，或轻或重，困倦懈怠，食欲缺乏，脉象迟，舌苔淡白。

五、操作方法

1. 体位

仰卧，健侧下肢平伸，患侧下肢屈髋屈膝。双手置于腹部(以保护季肋部不被压伤)。

2. 手法

医者一手扶住患者膝盖，另一手顶推患侧骶髂关节疼痛痛处。令患者深吸气后屏气，医者趁势将患者膝部压向对侧季肋部后向外旋转压住，由助手双手握住患侧小腿瞬间用力向下拽动复位。再次对比双下肢长短，如双脚并齐，术毕。术后让患者快速走路15分钟，活动好后给予腰骶部轻柔按摩放松肌肉。结合运动锻炼和复位治疗可得到很好的改善。

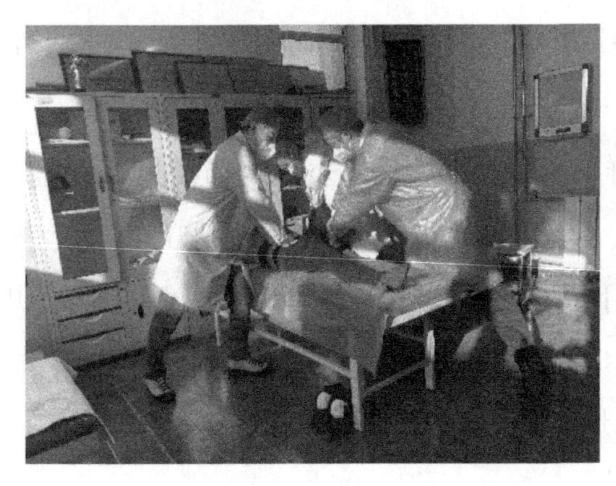

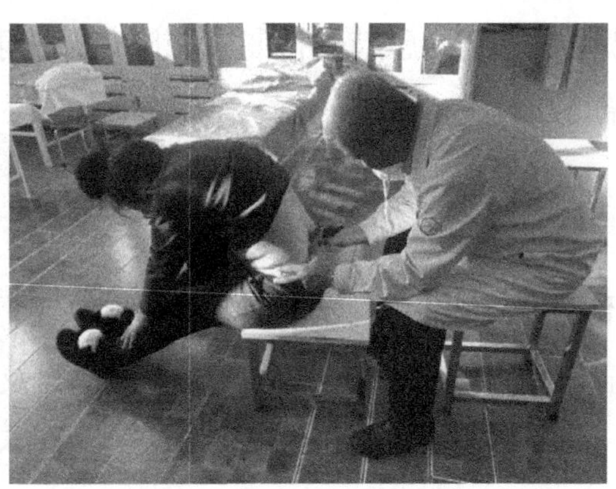

六、注意事项

（1）确保患者处于舒适的位置，让其放松。

（2）在进行手法复位时，轻柔而稳定的力量是至关重要的，避免过度施力导致患者疼痛或不适。

（3）在复位过程中，关注患者的反应，如有明显疼痛或异常反应应立即停止，并告知相关医生。

（4）完成复位后，建议患者适当休息，并避免剧烈运动，以免造成二次伤害。

（5）定期复查和随访，确保患者康复情况良好，如有任何不适及时就医。

七、预防

保持良好的姿势和体态，避免长时间保持同一姿势。进行适当的运动以增强周围肌肉功能，避免过度伸展或扭转身体。在重物提起时采取正确的姿势，保持健康体重。避免过量运动或运动伤害，并在有需要时进行专业的物理治疗或按摩。以上方法可以有效地预防骶髂关节紊乱的发生。

八、异常情况处理

当进行骶髂关节紊乱手法复位时，如果出现异常情况，应立即停止操作，并评估患者的症状和体征。如果患者出现任何不适或疼痛加剧，不要继续进行手法复位，以免造成进一步损伤。在复位过程中，务必严格遵循相关操作规范和流程。

第五章　肩

肩周炎

一、概述

肩周炎是肩关节周围肌肉、韧带、滑囊等软组织损伤与退变而引起的关节周围软组织的一种慢性无菌性炎症[1]。早期以疼痛为主，晚期肩部功能活动障碍，严重者可导致肩关节出现“溶骨”现象，由原发或继发性病因引起，多发于中年人，尤其是50岁以上的人，故也叫五十肩。其发病率3%~5%，其中糖尿病患者的发病率高达30%，蒙医叫木润奈胡英[2]，中医也叫五十肩、凝结肩、冻结肩、漏肩风、锁肩风等。

二、病因

（1）肩部原因：本病多数发生于50岁左右的人，软组织退行性病变，长期活动过少或用力太猛等所产生的慢性损伤或急性损伤是本病主要的因素。肩部急性挫伤、牵拉伤等也可以引起肩关节炎。

（2）肩外因素：颈椎病，心、肺疾病，胆囊炎等疾病发生牵涉肩部疼痛，活动减少，从而导致肩关节炎发生。脑卒中、上肢和锁骨骨折手法复位和手术等因素使肩部固定过久，导致肩关节周围组织粘连和废用性萎缩。此外，由于胸外科手术、女性乳腺癌切除术也可引起肩周炎。

（3）肌肉的废用、气候变化、慢性劳损、免疫反应等也与该疾病的发生发展有关。

三、解剖特点

肩周炎之所以较多发生，而其他关节炎相对少发生，与肩关节特殊的解剖结构是分不开的。肩关节是全身最灵活的关节，可以做前屈、后伸、内收、外展、旋内旋外以及环转等各种动作。

肩关节是人体活动范围最大的关节，关节盂浅而小，肱骨头大，关节囊薄而松弛，韧带装置薄弱，稳定性差，从而更易受伤。由于伏案工作人员的数量越来越多，肩周炎发病率呈上升趋势。患者肩关节处于长期外展外旋位，导致喙肱韧带、盂肱上韧带不能得到放松，更易发生损伤。肩周炎主要临床表现为肩关节周围阵发性或持续性痛及关节僵直，休息与活动时均可出现疼痛，甚至半夜痛醒和整夜不眠，严重影响生活质量[3]。

四、诊断标准

1. 蒙医诊断标准

《蒙医病症诊断疗效标准》[4]：肩关节局部红肿、疼痛、晨僵，活动后疼痛明显加重，前屈、后伸、内收、外展、旋内旋外、环转等各种动作都受限，外展和后伸更为明显。阴凉、雨雪天气时症状明显，关节活动时可有弹响或骨膜摩擦感，查体会发现有局部触痛，关节肿大，活动有响声，不能完全伸直或畸形改变，功能障碍，X 线摄片检查多为阴性。得温则舒；舌苔薄白，脉沉缓。

2. 西医诊断标准

参照《骨科疾病诊断标准》[5]中肩周炎的诊断标准。

（1）好发年龄50岁左右，女多于男，右肩多于左肩，慢性发病。

（2）肩周疼痛或肩关节周围活动障碍，以夜间为甚，称之为静止痛。患者有感受风寒或外伤史，诱发加重因素多为患者过度劳累后或天气变化等，病程延长患者会出现“扛肩”现象。

（3）查体：肩周肌肉痉挛、肌萎缩，肩部疼痛重，不适，肩周压痛（以冈上肌、肱二头肌长头为主），肩关节活动障碍（包括旋内、外旋、外展、上举受限）、活动痛或有慢性劳损情况。

（4）X线摄片检查多为阴性，病程久者可观察到肩峰、大结节骨质稀疏，囊样变。

五、操作方法

患者取坐位：双下肢伸直放松后医者站于患者背面或侧面后，用滚法、捏法、揉摩法、搓法等推拿手法放松肩关节周围肌群。以右肩关节肩周炎为例，医者左手拇指与食指、中指、无名指固定肩关节后，右手抓住患者肘部做旋转、上提、内旋、外旋、内收和外展。患者右手扶住枕部，医者右手抗肩，左手推肘部，双手同时发力，力度达到患者能承受为止。每日一次，每次5~10分钟，7到10天为一疗程。

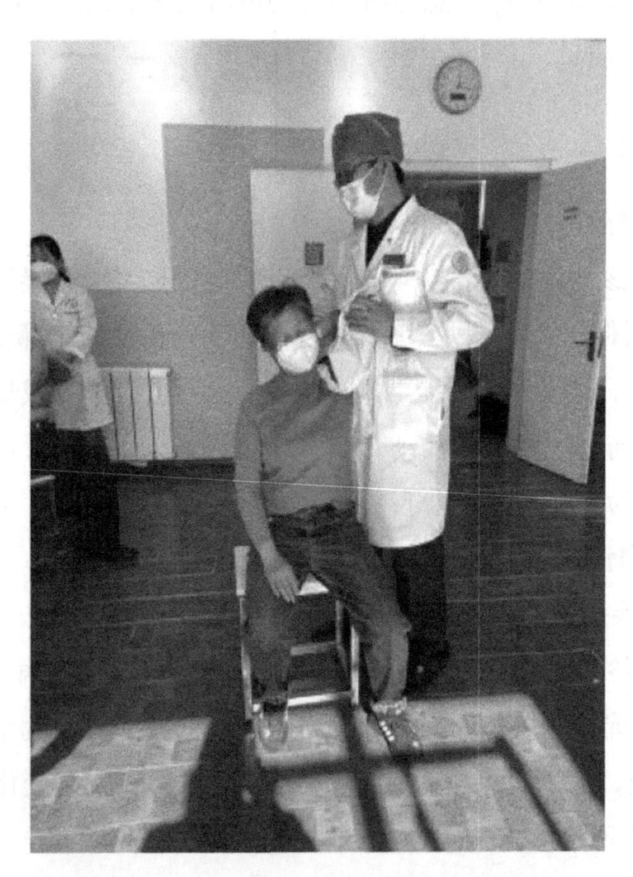

右手扶住枕部，医者右手抗肩，左手推肘部

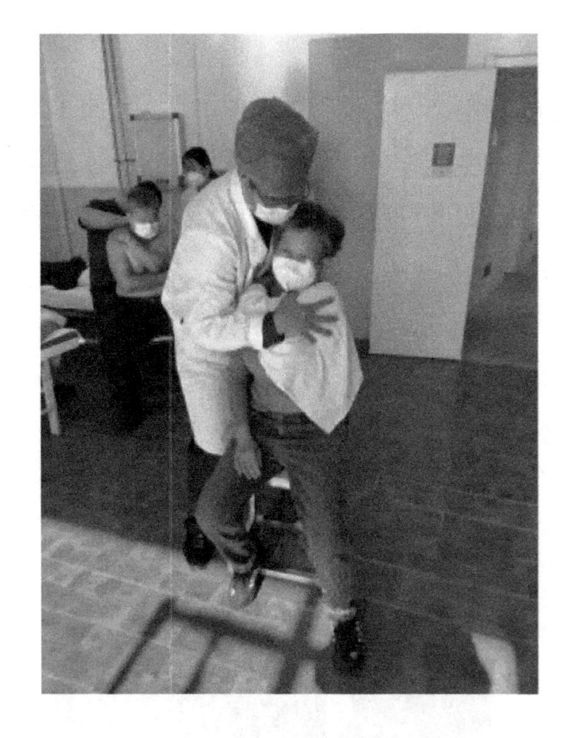

内收

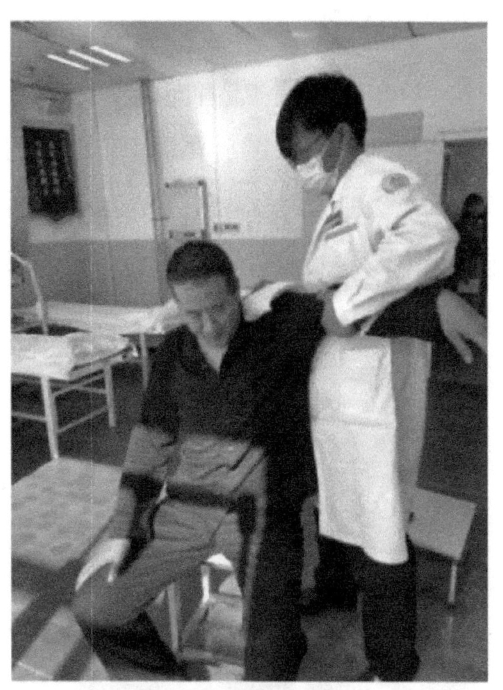

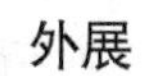

外展

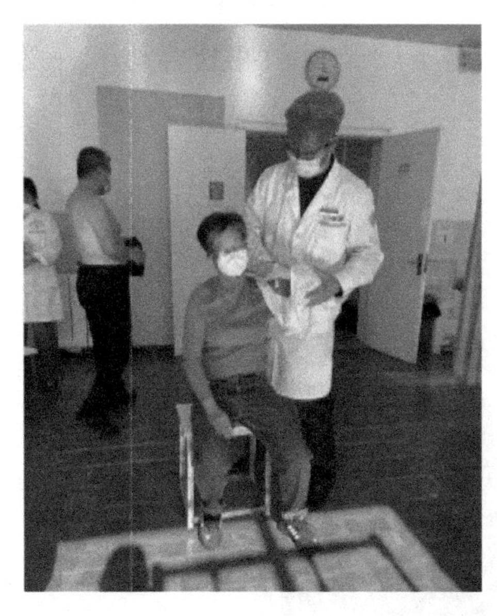

上提

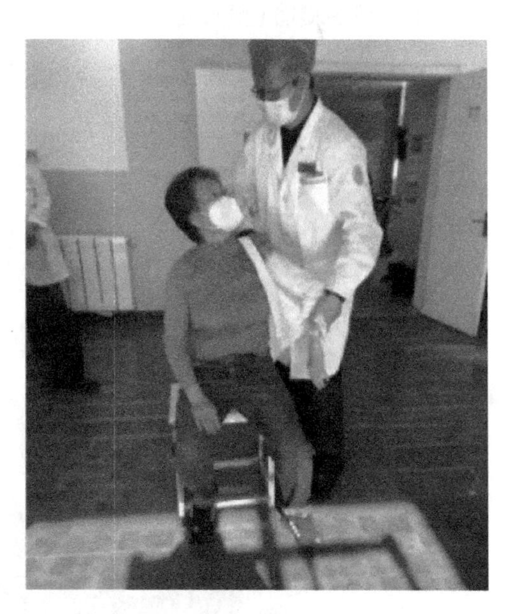

旋转

患者取坐位或仰卧位：医者采用一指按压手法、滚手法放松患部肌肉，实施牵拉抖动手法和摇动手法。每日一次，每次5～10分钟，7~10天为一疗程。

1. 轻度

（1）单手爬墙：患者向墙壁站立后，用患侧的手指沿墙缓缓向上爬动，使上肢尽量高举到最大限度后在墙上作一记号，然后再徐徐向下回原处。反复进行，逐渐增加高度。患者站立，患侧贴近墙壁后，患侧上肢向外展方向再做以上的爬墙动作。一组做30～50次，一天做5～6组，共200次左右。

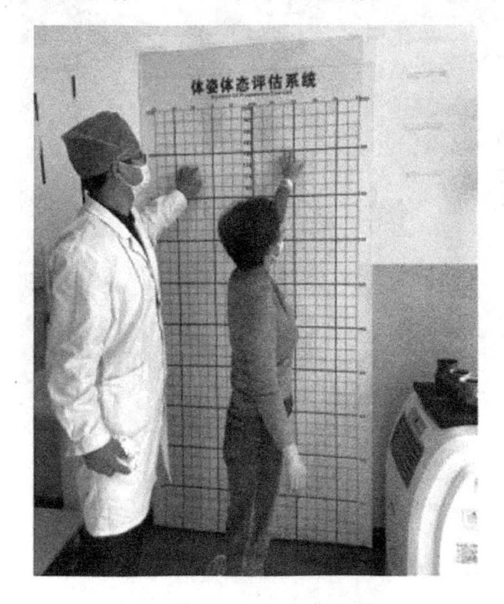

单手爬墙（侧面墙）

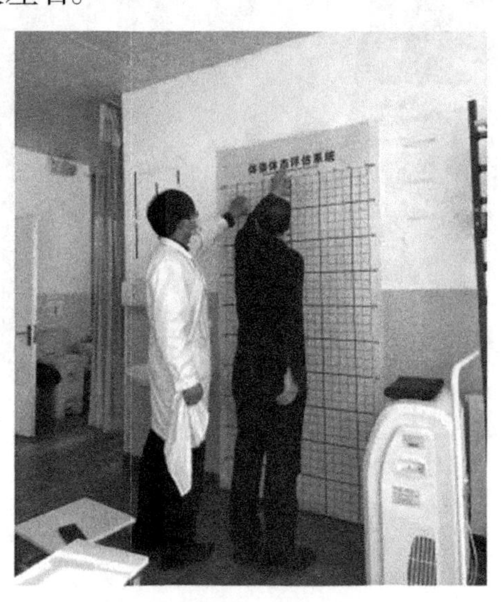

单手爬墙（正面墙）

（2）搓背运动：患侧上肢上举，健侧上肢下放至后背，做搓背动作。一组做30～50次，一天做5～6组，共200次左右。

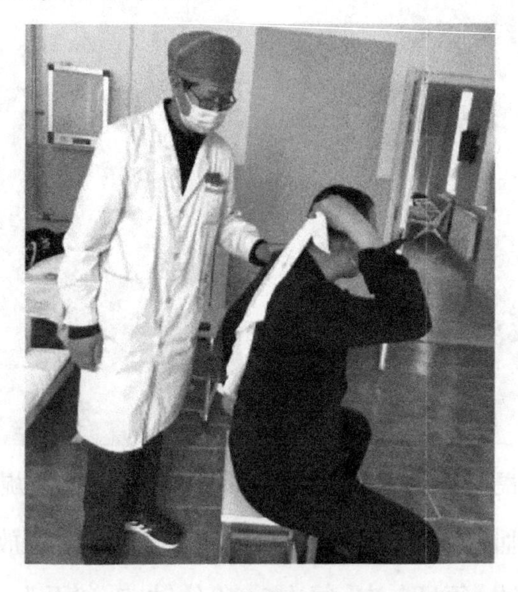

搓背

2. 中度

患侧手擦桌子：用患侧的手在桌子上环绕擦桌子，使上肢环绕活动范围达到最大限度。反复进行，逐渐增加擦桌子的直径。一组做30～50次，一天做5～6组，共200次左右。

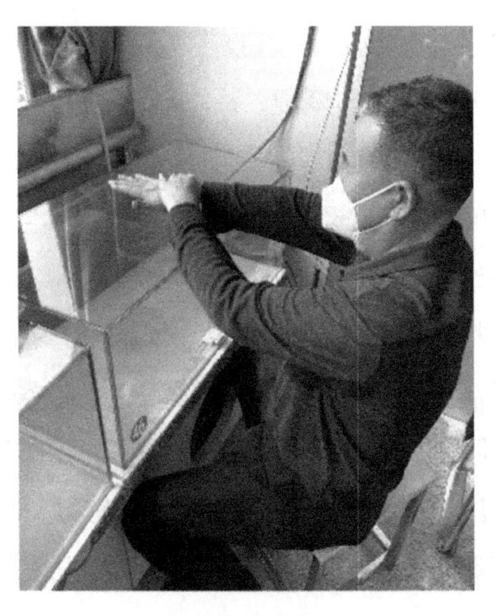

环绕擦桌子

3. 重度

患侧手摇摆活动：用患侧的手自然下垂，使手前后做最大限度的摇摆活动。反复进行，逐渐增加活动范围。一组做30～50次，一天做5～6组，共200次左右。

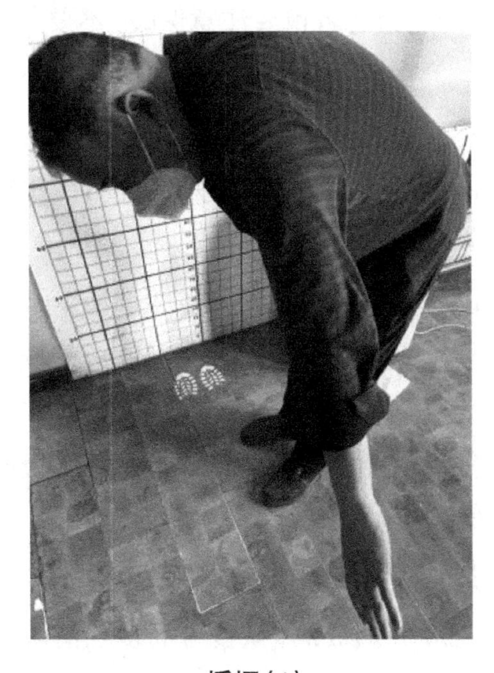

摇摆（1）

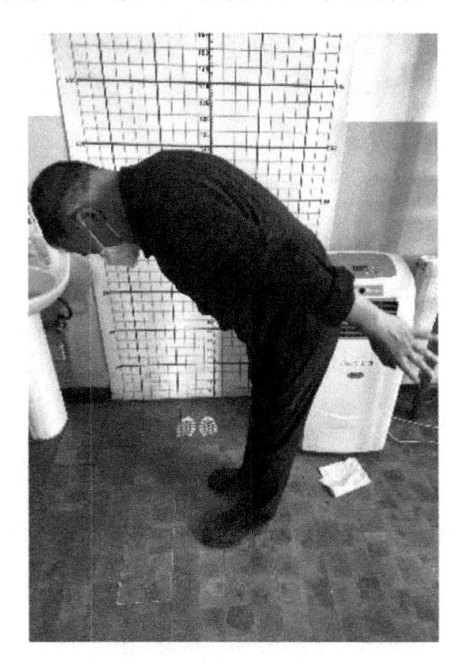

摇摆（2）

六、注意事项

患者应该减少患肢活动，并且注意患肢的保暖，避免大角度活动患肢，患者不要用患肢来拎重物，或者将重物放在患肢上。在饮食上，患者应该少吃油腻性食物，因为脂肪堆积不利于肩周炎的恢复；另外，患者还应该少吃海鲜，避免海鲜中的嘌呤堆积影响恢复。

肩关节受肩胛上神经与腋神经支配而对肩部感觉与运动进行管理，通过对患者肩胛上神经与腋神经阻滞有助于止痛与改善局部微循环，并促进组织新陈代谢，对纤维结缔组织的粘连情况有效缓解[6]。手法推拿治疗可改善结缔组织与肌肉紧张状态，提高患者肩关节功能，可以舒筋活血，放松肌肉，润滑关节，消除黄水，改善赫依血运行，促进炎性介质吸收，通过促进脑啡肽释放缓解关节处的疼痛，将致病因子迅速排出体外，促进受损软组织的修复，改善神经营养供给，对病理冲动的恶性循环进行阻断，有效降低治疗后复发情况发生[7]。

七、预防

肩周炎的主要形成原因其中就包括长期负重，长期活动太少或者用力过猛造成的慢性和急性损伤。患病期间更是需要注意适当活动，不能手提重物。局部受凉、气滞血瘀也是引起肩周炎的原因，所以肩周炎患者也要注意保暖，不要着凉，尤其是沐浴前后。

生活禁忌：

（1）不能长期吃肥腻食品。因为大量的高脂肪类食物将出现关节僵直、疼痛肿胀以及功能障碍。

（2）不能长期吃用铁锅烧的饭菜。因为人体内较多的铁可与蛋白质结合形成物质，再与铁分子结合，可形成铁蛋白蓄积于关节的积液之中，它和游离的铁结合能促进关节炎的发作。

（3）不能长期吃海鲜和动物内脏。因为海鲜和动物内脏含有的尿酸，尿酸被身体吸收后能在关节中形成尿酸盐结晶，使关节炎加重。

（4）不能长期饮酒及大量饮咖啡、浓茶，否则易发生骨质疏松。

多锻炼好身体，锻炼身体时不能受凉，应戒烟戒酒，饮食方面多吃清淡的食物，秋天比较干燥，因此多吃水果是很有必要的。平时要做好劳逸结合，坚持好良好的作息习惯。

八、异常情况处理

推拿治疗肩周炎出现异常情况的话，可在肩关节部位喷酒推拿、蒙药热敷、拔罐、蜡疗和沙疗等，并结合肩关节的功能锻炼。

加强患肩功能锻炼，因为肩周炎是无菌性炎症，易引起肩关节粘连，肩关节体操如下。

（1）站立位：患侧肩关节做内收、外展、前屈、后伸、内旋、外旋和环转活动，做30~50次。

（2）站立位：在健侧手的辅助下做上举等活动，做30~50次。

（3）站立位：双手握住凳子靠背或桌子角，双手伸直下压肩关节，做30~50次。

（4）单杠拉肩：双手同时拉单杠，做30~50次。

（5）双手持棍上举：双手持棍，从肩关节下垂位置往上举到头顶，做30~50次。

（6）仰卧位：患侧肩关节做内收、外展、上举等活动，做30~50次。

推拿治疗的同时结合坚持锻炼，无菌炎症慢慢消退，患肩活动受限逐渐缓解直至痊愈。

参考文献

[1][2]海青春. 肩六针配合推拿治疗肩周炎临床观察[J]. 民族医药杂志，2021：20—21.

[3]贺孝胜. 关节松动术配合温针灸治疗肩周炎临床观察[J]. 实用中医药杂志，2018，34（12）：1523—1524.

[4]乌兰. 蒙医病症诊断疗效标准[S]. 北京：民族出版社，2007：407—418.

[5]李锋. 骨科疾病诊断标准[M]. 北京：科学技术文献出版社，2009：255.

[6]梁海棠，曾旋，李范强. 推拿结合康复技术治疗肩周炎的临床观察[J]. 中国继续医学教育，2016，8（8）：194—195.

[7]阿古拉. 蒙医传统疗法[M]. 呼和浩特：内蒙古教育出版社. 2012， 12：236—269.

第六章 肘

第一节 网球肘

一、概述

网球肘是一种肱骨外上髁处、伸肌总肌腱起点附近的慢性损伤性炎症，总称为肱骨外上髁炎。就是由于打网球的时候反手击球所导致的局部软组织的慢性劳损。并不一定打网球的人出现这种疾病，长时间的重复某一个姿势，长时间重复某一种动作，都会导致局部软组织的慢性劳损，引起局部的无菌性炎症导致疼痛。其受累结构仅包括骨膜、肌腱、关节滑膜等，而骨质并无实质性损害。因早年发现网球运动员易发生此种损伤，故俗称网球肘。

二、病因

1. 网球肘的病因

（1）击网球时技术不正确，网球拍大小不合适或网拍线张力不合适，打高尔夫球时握杆或挥杆技术不正确等。

（2）手臂某些活动过多，如打网球、羽毛球时抽球，打棒球时投球，其他工作如刷油漆、划船、使用锤子或螺丝刀等。

2. 网球肘发病的危险因素

（1）打网球或高尔夫球。

（2）从事需要握拳状态下重复伸腕的工作。

（3）肌肉用力不平衡。

(4)柔韧性下降。

(5)年龄增大。

三、诊断标准

肘关节疼痛，肱骨外上髁处有局限性压痛点和异常的增生硬结。患者会出现活动障碍、无法握物等情况。

本病多数发病缓慢，网球肘症状初期，患者只是感到肘关节外侧酸痛，患者自觉肘关节外上方活动痛，疼痛有时可向上或向下放射，感觉酸胀不适，不愿活动。手不能用力握物、提壶、拧毛巾、打毛衣等运动可使疼痛加重。一般在肱骨外上髁处有局限性压痛点，有时压痛可向下放散，甚至在伸肌腱上也有轻度压痛及活动痛。局部无红肿，肘关节伸屈不受影响，但前臂旋转活动时可疼痛。严重者伸指、伸腕或执筷时即可引起疼痛。有少数患者在阴雨天时自觉疼痛加重。

临床常用诱发试验及检查。

1. mills征

又称为前臂伸肌肌腱牵拉试验。要求患者将患侧肘关节伸直后，手部握拳，用力屈腕，令患者将其前臂旋前，这时如果发生肘部外侧疼痛则为阳性；或患者前臂旋前时，医生作对抗外力的旋后运动，发生肘外侧疼痛为阳性。

2. 前臂伸肌紧张实验

检查时，医生一手握住患者的肘部，屈肘90度，前臂旋前，掌心向下半握拳，另一手握住手背部使之主动屈腕。前臂伸肌紧张实验是对肱骨外上髁处的选择查验，用于诊疗肱桡关节慢性炎症。提议适当选择。

3. 影像学检查

X线检查可发现有骨质增生形成，B超检查发现肌腱增生和积液。

四、操作方法

(1)疼痛发作时，应立即停止体育运动或劳作并注意休息，保持肘关节制动，用网球肘专用护肘置于前臂近端肌肉发达处。可用冰袋敷于肘关节外侧，每次20~30分钟，每隔3~4小时一次，直至疼痛消失。

(2)在针灸治疗网球肘中，多以阿是穴为主穴，并结合循经取穴肘髎、手三里等，能有效改善患者症状。

第二节　肘关节软组织损伤

一、概述

肘部外伤，特别是肘关节部位受到直接的外力打击或者是出现了过度的牵拉摩擦以后，就容易出现肘关节软骨组织损伤的情况。肘部退变，多发于中老年人，主要原因是肘关节内部的软骨出现退化，导致肘关节周围骨质增生，内部软骨出现水肿、断裂甚至剥脱。肘部劳损，比如说长时间的提物活动，以及经常性的肘关节反复屈伸活动，也会导致肘关节内部的软骨组织反复受力、摩擦，从而引起损伤。

二、病因

1. 急性外伤

受外伤后血肿机化为纤维组织和软骨组织，是形成本病的关键因素之一。常见的外伤有：肌肉损伤；骨膜破损或撕脱；外骨膜及周软组织出现血肿引起无菌性炎症反应；新生毛细血管和吞噬细胞以及外骨膜深层的成骨细胞在伤后短期内活跃，侵入附近的肌肉发生骨化。

2. 与骨化性肌炎形成有关的因素

（1）外伤性骨化性肌炎不但在一次较大的外伤后发生，而且在慢性、累积性的扭挫伤后也可发生。一些患者原始创伤并不严重，但是由于进行不必要的局部按摩或不适当的提拿重物等，反复损伤后也可发生。

（2）争取早期准确的复位和有效固定，可以预防血肿的形成并有利于损伤的组织修复。一般骨折如在脱位后2周内反复整复，会促进形成异位骨化。

（3）儿童发生骨化性肌炎的机会较青壮年明显增多，因为儿童骨膜厚，损伤后生长快。在肘部骨折、脱位、骨膜剥离、局部血肿形成后发生骨化，或受刺激被动牵拉，血肿一部分逐渐吸收，另一部分在骨膜下发生骨化。

三、诊断标准

1. 临床表现

有明确的外伤史；肘关节肿胀、疼痛，长久不愈，局部皮温升高；肘关节活动范围逐渐缩小，最后固定于某一体位。临床分三期：

（1）外伤期：此期表现早期创伤的局部特征，数日后急性症状可完全消失，但肘前或肘后常有坚硬肿物隆起，肘关节活动尚难完全恢复。

（2）进行期：伤后第2周，局部症状已缓解，复又出现肿胀、疼痛。

（3）静止期：肿胀消退，疼痛消失，但骨化日渐增大，关节活动障碍程度不一。

2. X线检查

早期除原始损伤外无特殊表现，3~4周后，肘关节周围发现云雾状的骨化团块，第4周后X线摄片显示肌腱附着处或骨折处有骨化现象，通常持续5~6周。晚期骨化范围缩小，密度增高，界限清晰。X线摄片显示骨化块形成，呈边缘整齐、密度均匀的骨化块。若外伤性血肿出现在肌肉处，可显示出羽毛状的钙化影，血肿沿着肌束夹层分布，囊壁出现不规则钙化影。

四、操作方法

（1）舒筋法：揉、搓、推、捋等手法缓解局部肌痉挛，松解肘关节周围软组织粘连。

（2）摇揉法：肘关节周围找到压痛点，医者一手拿患者桡腕关节做摇肘的动作，另一手在压痛点部位实施揉、拨、弹等手法。在过屈位和伸直位，对痛点施用拉伸点按手法，并同时进行痛点治疗，可松解肘关节周围软组织的粘连、挛缩，促进肘关节功能恢复。

（3）镇定法和搬法：适用于肘关节软组织挛缩为主的患者。（右侧为例）

仰卧位：医者坐患侧床边，左腿微屈曲置床边，将患者患肢放在医者大腿前外侧，左手垫在患者肘尖下，同时以左肘压患者肩前方，右手压前臂下端，行三点挤压矫正肘关节伸直功能障碍。持续30秒，再轻轻用力一搬。屈肘困难患者，医者站在患侧，将患肢屈肘固定在床边，左手固定患者上臂，右手推前臂下端，令其被动屈肘，维持20秒。尽可能增加屈曲度。

第七章 腕和掌

第一节 腕管综合征

一、概述

蒙医学认为腕管综合征属于蒙医“六基症”之协日乌素病范畴。

根据病症、病史、部位归属腕关节协日乌素病范畴[1]。

腕管综合征(carpal tunnel syndrome, CTS)是周围神经卡压征中最为常见的一种。现代医学认为腕管综合征是由腕部的正中神经在腕管内受卡压而引起的一系列体征和症状的总称。临床上常上肢局部肌力异常,大鱼际肌萎缩,腕部正中神经所在区域感觉异常,如疼痛、麻木、感觉减退等。

二、病因

蒙医学对腕管综合征名称没有特殊记载,由协日乌素病因来解释此病。协日乌素正常时润滑各处关节,协日乌素失去相对平衡,产生偏盛、偏衰、相搏变化时,可导致协日乌素病。蒙医认为,风寒潮湿,剧烈活动,损伤,浊热邪久留,出汗着凉,以及引起协日乌素病的其他因素,导致协日乌素偏盛、紊乱或受三邪之累,瘀积于腕关节,使关节气血运行受阻,润华巴达干功能受损而发病[2]。

现代医学认为腕管综合征病因大致分为局部因素(反复慢性损伤、外伤因素、管内占位病变)和全身因素(炎症反应、内分泌因素)两种。

三、解剖特点

腕管是一个骨纤维管通道，由腕骨构成底及两侧壁，其上为腕横韧带，形成一个骨纤维管道；有拇长屈肌肌腱，2~4指的屈指深、浅肌腱和正中神经。拇长屈肌肌腱被桡侧滑囊包裹，其他肌腱被尺侧滑囊包裹，正中神经最为表浅，位于腕横韧带和肌腱之间[3]。如果此管道发生容量减小或狭窄时，可发生管内组织压迫，正中神经被压迫即发生腕管综合征。

四、诊断标准

1. 蒙医诊断标准

蒙医诊断标准参照1987年出版的《中国医学百科全书·蒙医分卷》中的关节协日乌素病病症[4]。

（1）蒙医诊断

蒙医骨关节协日乌素病是由于机体受到外界不良因素（如风吹雨淋、受凉、受潮等）和人为因素（如过度劳累、精神心理创伤等），诱发胆汁之精华协日乌素生成增多或变性，与病血相助聚集于关节、筋膜等处引起的。

（2）蒙医分型

关节协日乌素有增多症和减少症，协日乌素增多症即病血与协日乌素淤积于关节处，导致关节肿胀或关节腔积液；协日乌素减少症即气血循环受阻，关节血供及润滑巴达干减少，导致关节润滑液减少，伴关节腔狭窄。

2. 西医诊断标准

参照2009年出版的《骨科疾病诊断标准》中腕管综合征的临床诊断标准。

（1）腕和拇、示、中指麻木、疼痛，感觉异常，拇对掌受限，大鱼际肌萎缩。

（2）压迫腕掌侧症状严重。

（3）屈腕试验阳性。

（4）肌电图检查示正中神经传导速度有改变。

（5）颈椎 X线片无改变。

五、操作方法

1. 操作前准备

（1）解释病情、手法操作并知情同意。

（2）评定患者基本情况和腕关节活动度。

（3）患者体位取仰卧位或坐位，肘关节屈曲。

（4）治疗师位置面向患者，位于患侧肘关节旁。

2. 具体操作步骤

第一步，松解肌筋，改善关节活动度。

嘱患者仰卧位，充分暴露腕关节部，医者用手指在腕横纹最中间位置进行触诊，如果有腕管综合征的话，肌肉会比较僵硬，可以触摸两只手进行对比触诊。首先，术者两手包裹住患者患侧的大小鱼际，用身体的力量牵拉开腕关节，然后选择患者舒适的方向扳动。其次，术者另一只手大拇指在患者腕横纹处寻找痛点按住，如果没有找到或者没有痛点，直接点按在腕横穴处，使腕关节背曲和掌曲、尺偏、绕偏。一手固定患侧前臂，另一手紧握手腕并用拇指固定掌指，使患者手部做腕关节被动节律性屈曲、伸展、尺偏、绕偏动作。最后，将肘关节进行调理，连带腕关节、肘关节、肩关节进行肌肉放松。

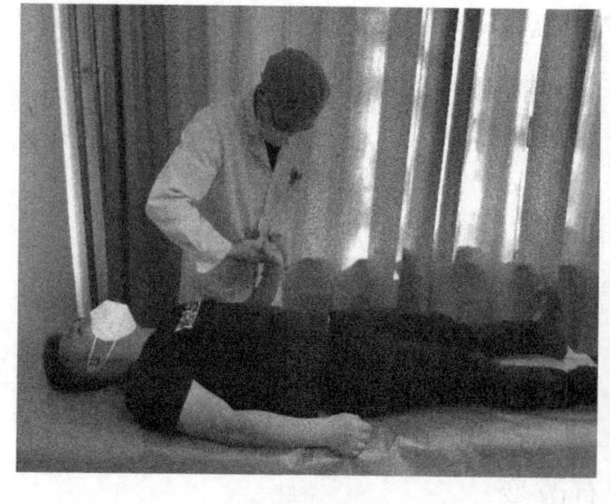

腕关节伸展

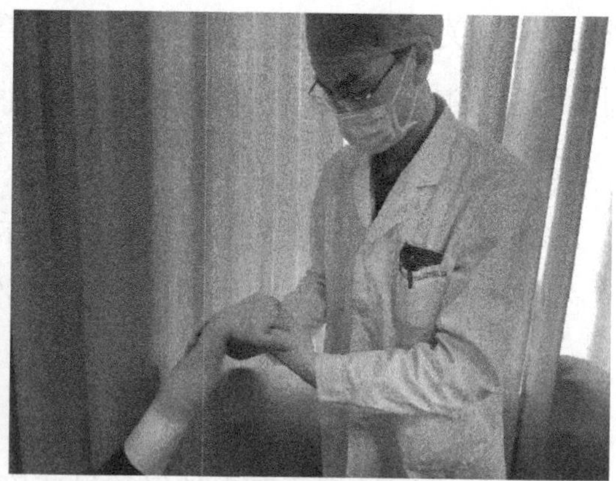

腕关节屈曲

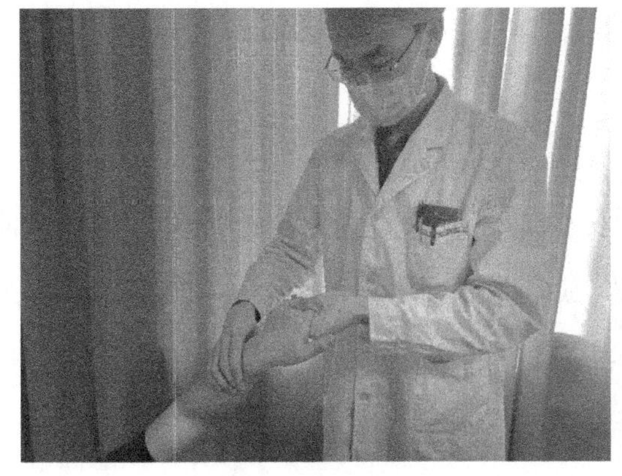

腕关节绕偏

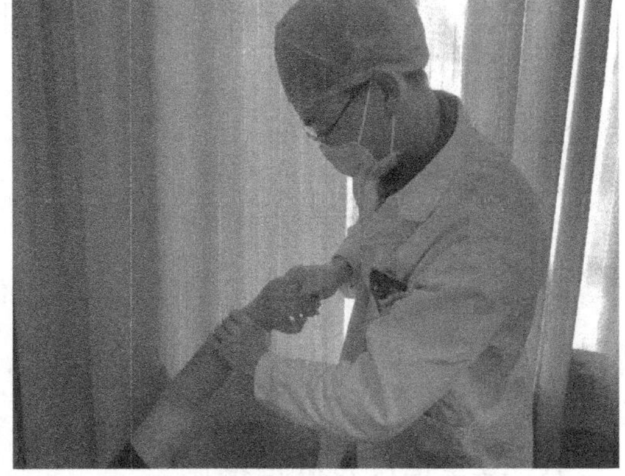

腕关节尺偏

第二步，改善赫依血运行，加强肌肉收缩舒展功能。

患者取坐位，充分暴露腕肘关节部分，医者用喷酒按摩法进行施术。喷酒按摩法主要有喷酒与按摩两个步骤，按摩主要有按揉和按擦两种手法，按揉是按法与揉法相结合从上向下进行。医生首先酒喷于手腕疼痛处，对腕横穴、腕背穴、痛穴按揉数分钟，再从肘部向腕部到手指进行按擦。手腕部喷酒按摩后可以消肿止痛，改善赫依血运行，疏散阈滞的恶血、协日乌素，直接给肌肉、骨骼关节按揉或按擦的刺激，加强肌肉收缩舒展功能及改善腕关节活动功能[5]。

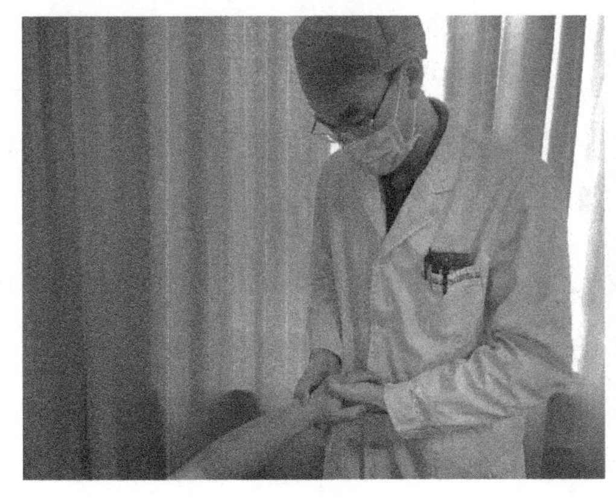

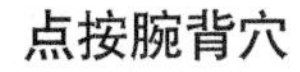

点按腕背穴

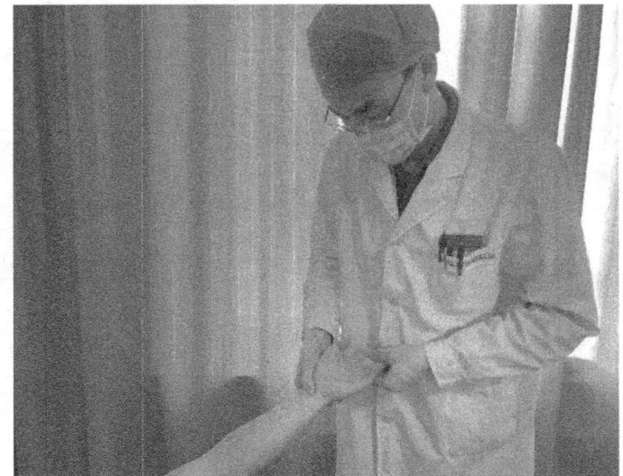

点按腕横穴

六、注意事项

（1）如果患者手麻时，术者一手牵引有麻木感手指，另一手点按住腕穴，保持手部平衡，上下抬压。操作过程中，需要一直保持住牵拉力和一直按住腕穴或痛穴。注意手法轻柔，力度不宜过大，动作缓慢，保持牵拉。

（2）禁忌用于骨折、骨关节结核、骨肿瘤患者。

七、功能锻炼与预防

进行肌肉被动运动和主动收缩的练习，包括腕关节屈伸、拇指屈伸、对掌、对指等主动性练习；做加大腕关节屈伸和前臂旋转度的牵引与抗阻练习，以及腕掌支撑练习；养成良好的用手习惯，减少发力，注意保暖，避免受风。

八、异常情况及处理措施

关节肿胀疼痛加重时采取如下措施：

（1）减少腕关节活动。

（2）采取局部药浴，蒙药冷敷、热敷等理疗措施。

第二节　桡骨茎突狭窄性腱鞘炎

一、概述

桡骨茎突狭窄性腱鞘炎属于蒙医“六基症”之协日乌素病范畴。蒙医学认为桡骨茎突狭窄性腱鞘炎属腕关节协日乌素病。

现代医学认为桡骨茎突狭窄性腱鞘炎（De Quervain's Disease， DQD）是以桡骨茎突部疼痛、肿胀及功能障碍为主要临床表现的慢性无菌性炎症。

二、病因

蒙医学以关节协日乌素病病因解释，主要病因为风寒潮湿、剧烈活动、损伤、浊热邪久留、出汗着凉及引起协日乌素病的其他因素。协日乌素偏盛、紊乱或受三邪之累，瘀积于腕关节，使关节气血运行受阻，润巴达干功能受损而发病。该病分为寒、热之证[6]。

现代医学认为拇指或腕部活动频繁慢性劳损是主要病因。其外伤、感染、炎症、遗传、低温刺激和代谢改变等致病因素可导致肌腱腱鞘损伤和炎性改变。

三、解剖特点

腱鞘是包围在肌腱外面的鞘管，鞘管可分为纤维层和滑膜层两个部分。腱鞘的纤维层又称腱纤维鞘，位于外层，为深筋膜增厚形成骨性纤维的通道，起到滑车和约束肌腱作用。腱鞘的滑膜层又称腱滑膜鞘，位于腱纤维鞘内，是滑膜构成的双层圆筒形鞘。鞘的内层（脏层）包在肌腱的表面，外层（壁层）贴在腱鞘纤维层的内面和骨面，脏、壁两层互相移行，之间为腔隙，内含少量滑液，使肌腱能在鞘内自由滑动。若某些因素导致腱鞘损伤，产生疼痛并影响肌腱的滑动，形成腱鞘炎[7]。桡骨茎突部腱鞘的生理结构狭窄，拇指或腕部的频繁活动使拇短伸肌腱和拇长展肌腱在腱鞘内长时间反复摩擦，使局部形成炎症及水肿，从而导致本病的发生。

四、诊断标准

1. 蒙医诊断标准

蒙医诊断标准参照 1987年出版的《中国医学百科全书·蒙医分卷》的关节协日乌素病病症蒙医辨证分析。

（1）血、希拉偏盛者关节发热、热痛，遇热加重，遇凉则舒，舌苔黄、厚，脉象数、炫。

（2）巴达干、赫依偏盛者关节疼痛，活动受限，天气寒冷或阴雨天病情加重，舌苔白而脉象沉、缓。

2. 西医诊断标准

参照2012年出版《实用骨科学》桡骨茎突狭窄性腱鞘炎诊断标准。

（1）腕部用力或提物时疼痛。

（2）桡骨茎突处压痛，可摸到硬结节，腕和拇指活动稍受限。

（3）握拳尺偏试验阳性。

五、操作方法

1. 操作准备

（1）测量患者的生命体征，评估患者的一般情况，采集病历。

（2）向患者解释手法治疗和外敷蒙药的具体步骤并知情同意。

2. 操作步骤

第一步，患者取坐位或仰卧位，医者面向患者，位于患侧腕关节旁。医者先用左手置于相当于桡骨茎突部按摩、揉捏数分钟，再用右手食指及中指夹持患肢拇指的近侧，向下牵引，并向尺侧极度屈曲，然后医者用左手拇指捏紧桡骨茎突部，用力推压挤按，同时右手用力将患者腕部掌曲，再伸展。最后术者一手握住患肢前臂远端，另一手依次牵拉患肢各手指使之气血流通、筋腱舒展。

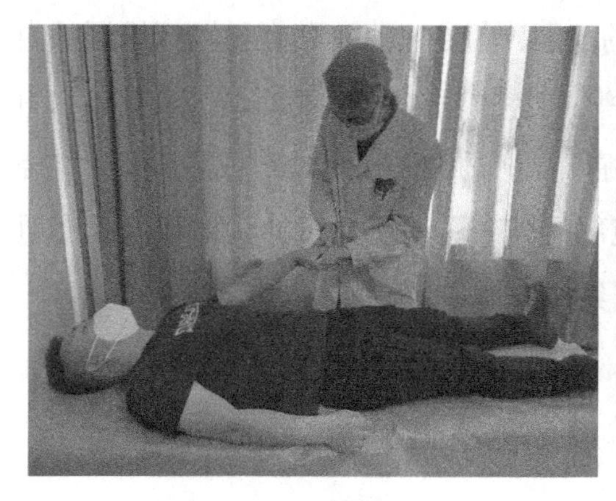

拇指向下牵引

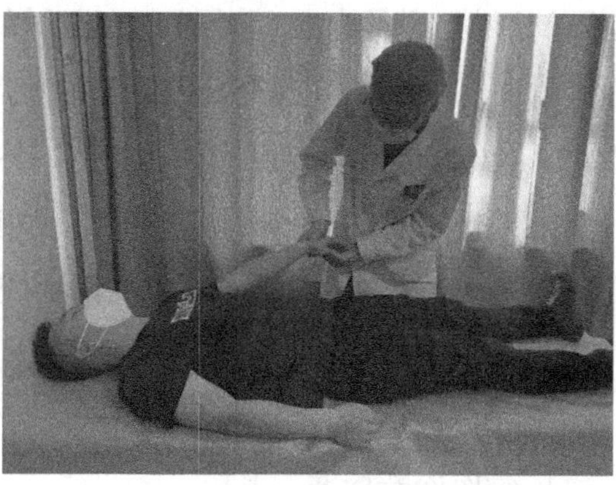

拇指尺侧屈曲

第二步，根据病情、寒热证辨证选择外用蒙药进行蒙医传统疗术药物外用法施治。

外用推荐方药：三子汤、森登-4汤、润僵-5汤

具体操作：根据红肿热痛部位面积，取适量五味润僵汤散加适量酒、醋或蛋清调制成黏软的糊状平摊在纱布上，厚度2毫米左右，涂抹于腕桡骨茎突部处，再用热罨或红外线灯（TDP）疗法配合施治。每次20～30分钟，疗程为1~2周[8]。

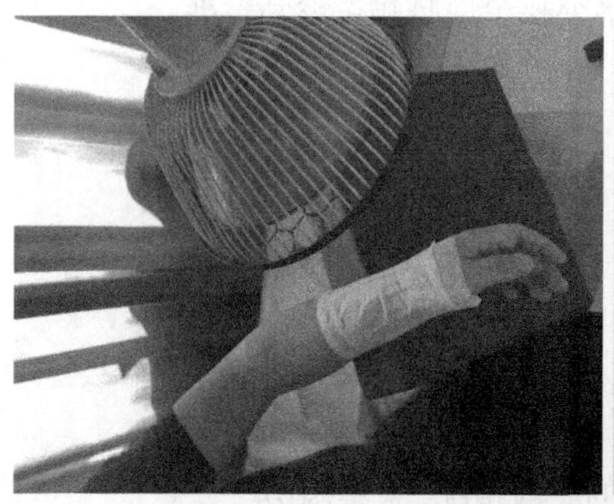

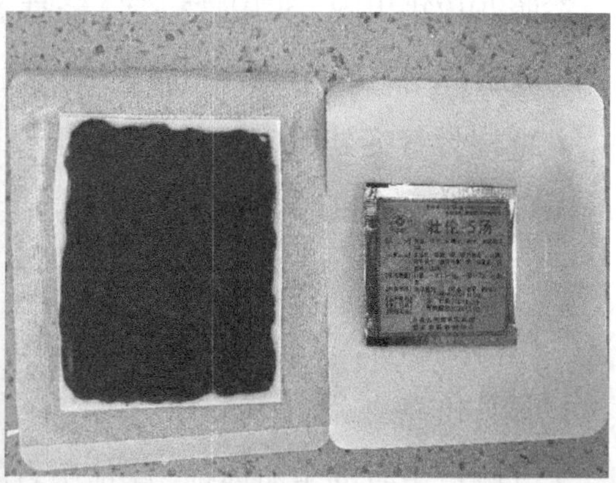

壮伦-5味外用贴敷+TDP

六、注意事项

（1）手法牵引要持续、均匀，轻柔用力。

（2）采取热罨或红外线治疗时避免烫伤，温度以患者舒适为宜。

七、功能锻炼与预防

（1）做手指屈伸、手指拉伸、腕关节拉伸练习，时间及程度要循序渐进。

（2）注意充分休息，避免拇指、手腕过度用力及劳损。

参考文献

[1][2][4]蒙古学百科全书编辑委员会. 蒙古学百科全书[M]. 呼和浩特：内蒙古人民出版社，2002：196.

[3]柏树令. 系统解剖学[M]. 北京：人民卫生出版社，2004：71.

[5]和尔论巴特尔. 蒙古族骨伤学[M]. 呼和浩特：内蒙古人民出版社，2013：119.

[6]阿古拉. 蒙医传统疗法[M]. 呼和浩特：内蒙古教育出版社，2012：256.

[7]吉日嘎拉. 蒙医骨伤学[M]. 呼和浩特：内蒙古人民出版社，2006：189—200.

[8]陈沙娜，毕力格，斯钦. 蒙医适宜技术选编[M]. 呼和浩特：内蒙古人民出版社，2021：100.

第三节　手指腱鞘炎

一、概述

手指腱鞘炎，最为常见的是屈指肌腱狭窄性腱鞘炎，又称“扳机指”，主要是指由于屈指肌腱在掌指关节水平的纤维鞘起始部反复摩擦导致的炎症。好发于织毛衣者、管弦乐的练习者、洗衣者、书写文稿者、电脑操作者。在发病人群中，女性是男性的2~6倍，尤以中老年多见，其中拇指最多见，其次为环指、中指、小指及示指。

二、病因

腱鞘炎的病因和发病机制极为复杂，手指长期快速活动，手指长期用力活动等慢性劳损是主要病因。外伤、感染、炎症、遗传（例如掌腱膜挛缩）、低温刺激和代谢改变等致病因素也可导致肌腱腱鞘损伤和炎性改变。另外，糖尿病、类风湿性关节炎、感染性疾患、急性创伤等也可能导致诱发腱鞘炎。

三、解剖特点

屈伸肌腱在走行过程中经关节成角部位处会经过一些骨纤维通道即腱鞘结构，其作用是使肌腱紧贴附于骨面，不会因关节成角运动时而绷起或左右滑动，从而增加肌腱滑动的有效性及准确性。当肌腱长时间重复、过度地滑动时，与腱鞘组织过度摩擦，诱发炎症反应，导致腱鞘组织肿胀、增生并狭窄，因而出现疼痛、肌腱滑动受阻甚至肌腱嵌顿导致腱鞘炎。手指病变位于掌骨头水平屈指肌腱和滑车部位，拇指则位于掌指关节籽骨与韧带所形成的环状鞘管处。屈指肌腱可呈梭形膨大，在发病早期，膨大的肌腱可以勉强通过骨纤维通道，出现扳机样动作或弹响；在发病严重时，肌腱出现嵌顿，导致手指处于固定屈曲位不能伸直或固定于伸直位而不能屈曲。

四、诊断标准

主要依据病史、典型症状、体格检查及B超检查。

（1）多见于中年、手工操作者，女性多见；起病缓慢，也可突发症状。

（2）手指早期局部酸痛、晨僵，劳累时加重，晚期疼痛持续并向腕部或手指尖放射，手指屈伸活动时伴“弹响”发生；或桡骨茎突处疼痛，可向前臂或拇指放射，伸拇指及手腕尺偏时症状加重。

（3）查体时手指屈肌腱的腱鞘炎表现为手指屈伸活动时伴“弹响”发生，掌指关节掌侧可触及硬韧结节，局部压痛，手指屈伸活动受限。

（4）B超检查可见肌腱局限性肿胀，在腱鞘入口部位肌腱明显缩窄。

五、操作手法

腱鞘炎发生之后，就会出现手腕、手指疼痛和僵硬的症状，如果情况比较严重的患者，手腕或手指活动受限，可采用以下2种手法来缓解症状。

（1）取患者坐位或仰卧位，医者先用左手置于桡骨茎突部按摩、揉捏数分钟，再用右手食指及中指夹持疾患拇指的近侧，向下牵引，并向尺侧极度屈曲。然后医者用左手拇指捏紧桡骨茎突部，用力推压挤按，同时右手用力将患者腕部掌曲，再伸展。

（2）患者先主动屈曲指间关节，术者左手托住患侧手腕，右拇指在结节处做按揉弹拨、横向推动、纵向拨筋等动作，最后握住患指末节向远端迅速拉开，再伸直指间关节。

六、注意事项

手法牵引要持续、均匀，力度适宜。

七、功能锻炼与预防

腱鞘炎功能锻炼可做手指屈伸、手指拉伸、腕关节拉伸练习，时间以及程度要循序渐进，控制在一定范围内，避免过度用力；日常注意保持正常姿势，避免关节过度劳作。

第八章　膝关节

第一节　膝关节骨性关节炎

一、概述

蒙医对骨性关节炎主要在蒙医“六基症”基础上进行分类。膝关节骨性关节炎属蒙医协日乌素病范畴。蒙医以整体观理论为指导，认为膝关节骨性关节炎蒙医称膝关节协日乌素病。

现代医学认为，膝关节骨性关节炎（Knee Osteoarthritis，KOA）是一种最常见的慢性退行性病变，是膝关节软骨退变、破坏和软骨变性、纤维化为主要病理特征的关节疾病。主要临床表现：膝关节局部肿痛、僵直及正常活动功能受到限制。该病主要是破坏软骨、关节滑膜组织，导致关节疼痛、变畸形和活动功能受到阻碍等[1]。

二、病因

蒙医理论中指的协日乌素存在于全身各处，尤其在肌肤及关节较多。正常时具有润滑关节、润泽皮肤的功能。正常协日乌素病变的主要内因是协日乌素本身和“三根”。通常协日乌素失去相对平衡，产生偏盛、偏衰、相搏变化时，不仅可导致协日乌素病，也可引发关节协日乌素病等多种病变[2]。蒙医《甘露四部》云：“协日乌素病分为黑协日乌素病和白协日乌素病。”[3]主因是患者长期生活于寒冷潮湿地区，剧烈运动或意外损伤，体力劳动过重，出汗后局部着凉，浊热邪在体内久留及可引起协日乌素病的其他饮食居住习惯等因素，导致机体内协日乌素偏盛、紊乱，致使清浊分解功能受损，病变协日乌素和病血瘀积于骨关节，使膝关节的正常赫依其素运行受阻，“能合巴达干”功能受损而发病。尤其是消化三能失衡则导致清浊不化，致使协日乌素代谢不畅，诱发偏盛或衰弱病变[2]。蒙医学认为，膝关节协日乌素的发病原因：主要是随着年龄的增长，体内“三根”“七素”平衡容易失调，受到外界因素的干扰，关节筋骨的营养得到不均匀或受损，体内“综合协日”日益衰减，“巴达干”和“赫依”相对增多，消化功能减弱，机体在运行精华与糟粕的过程中容易受到饮食起居等因素影响，分化“七素”的结果异常，导致筋膜骨关节得到的精华物质一直处于减弱状态。此时，如果机体长期处于疲劳状态，膝关节失去精华物质的滋养，膝关节周围组织受损或产生的病变协日乌素反而侵犯或影响关节而引起膝关节协日乌素病[4]。蒙医临床理论表述的症状有：膝关节局部红肿、发热，严重的引起局部皮肤瘙痒（协日乌素病变的表现），如有皮肤破损处，会引起病变协日乌素往外溢出、关节活动不便、功能受损等。

现代医学对膝关节骨性关节炎（Knee Osteoarthritis，KOA）的具体发病机制尚不明确，发病机理主要是各种原因导致，比如年龄的增长，体重过大，患者行走姿势不良，反复的运动损伤，气候变化和外界带来的各种炎症或者遗传基因等因素。上述原因致使膝关节软骨磨损、退变和继发性骨质增生。可以说膝关节骨性关节炎的形成是在力学因素和生物学因素的作用下，软骨细胞、细胞外基质及软骨下骨三者之间分解和合成代谢失衡的结果[5]。病理特点为关节软骨病变成粗糙、糜烂，继而出现破坏退变、软骨下骨硬化或囊性变、骨质增生、骨赘形成，进而引起滑膜炎、半月板受损、相关韧带松弛或失去弹性、肌肉软组织萎缩等继发性病变。

三、解剖特点

膝关节是人体最大且最复杂的关节，也是承重关节。膝关节由股骨髁、胫骨平台、髌骨及其周围滑膜、关节囊、韧带、半月板和肌肉软组织等共同组成。关节内有内外侧半月板，前后交叉韧带对膝关节的稳定性起着决定性作用。膝关节前方由髌韧带附着于髌骨下方，股四头肌远端附着于髌骨近端。软组织内侧的股四头肌髌腱、股二头肌、半腱肌、半膜肌以及内侧副韧带、外侧副韧带，它们共同起到一个保护膝关节的作用，并且能够进行膝关节屈伸活动。关节深处是关节囊，关节囊里面有关节的滑膜、积液、半月板、交叉韧带。其中半月板是一种软骨的结构，能够起到缓冲膝关节的作用，减少膝关节软骨的损伤，预防骨性关节炎的出现。交叉韧带是维持膝关节往前和往后的稳定性的，前交叉韧带起于髁间窝，止于胫骨粗隆的前侧；后交叉韧带起自髁间窝，止于髁间粗隆的后侧，起到一个稳定的作用。关节里面的滑液对周围的组织起到营养的作用，并且能够保持关节润滑程度。

四、诊断标准

1. 蒙医诊断标准

《蒙医病症诊断疗效标准》[6]：膝关节局部红肿、晨僵、疼痛、行走后疼痛加重，久坐后起立困难或蹲起困难，上下楼双腿发软酸胀，并且持续自行不缓解。阴凉雨雪天气时症状明显，关节活动时有弹响或骨膜摩擦感，查体会发现有局部触痛，关节肿大，活动有响声，不完全伸直或畸形改变，功能障碍。热型：关节伸屈活动不灵活，膝关节局部红肿、发热、疼痛，喜凉；口舌干燥，舌苔偏黄，脉细弦。寒型：疼痛位置不固定，关节笨重屈伸不利，触摸发凉，局部麻木不适，行走乏力易疲劳，怕风怕冷，得温则舒；舌苔薄白，脉沉缓。

2. 西医诊断标准

参照2018年中华医学会骨科学分会制定的最新诊断标准。主要包括以下几条：

①近1个月内反复的膝关节持续性疼痛，活动后加重。

②站立位的X线片显示关节间隙不对称和变窄，髁间棘变尖，膝关节边缘骨赘形成，软骨硬化或囊性变，骨量丢失。

③年龄≥50岁。

④关节活动受限，晨起时关节僵硬，时间在30分钟以内。

⑤关节活动时有骨摩擦音或者骨摩擦感。

⑥同时具备上述①+②条或①+③+⑤条或①+④+⑤条者即可诊断为KOA。

五、操作方法

1. 术前准备

（1）患者准备：

①测量患者的生命体征，评估患者的一般情况。

②向患者说明手法复位的优点和缺点，告知患者手法复位可能失败，并由患者自己决定是否接受手法复位。

③向患者解释手法复位的具体步骤，告知患者在操作过程中应配合的事项（如充分放松）。

④患肢软组织有损伤或有皮肤外伤等不适随时告知术者。

注意：良好的沟通才会有满意的配合。

（2）操作者准备：

①需要1名助手施以对抗牵引复位。

②采集病历，对不同年龄和病史长短不同患者采纳不同标准，并排除先天性畸形膝关节病变、创伤型膝关节和膝关节置换术后患者。

③做膝关节影像学检查。根据病情行膝关节正侧位、站立位DR或者膝关节MRI等影像学检查。在此基础上，术者仔细观阅患者的影像学资料，明确膝关节病变部位、移位情况、是否稳定等特征。注意：术前仔细阅片是正确判断膝关节骨性关节炎情况和成功复位的关键。

④根据理论指导分析病情和膝关节病变，适合采用手法复位治疗的前提下定制手法治疗方案。

⑤术者熟练掌握膝关节手法复位的相关技术，对于术中出现的并发症及复位失败等情况可以妥善处理。

⑥术者洗手，佩戴帽子和无菌手套；助手协助患者摆放体位并显露出膝关节部位。

2. 具体操作步骤

膝关节骨性关节炎是膝关节退行性病变的一种，用生物力学分析病变情况，常见膝关节力线改变方式有膝内翻畸形病变（内侧间隙狭窄）、膝外翻畸形病变（外侧间隙狭窄）。手法为正骨矫正方法，其原理基本一致，都是通过松弛膝关节内侧副韧带，改善膝关节内外侧间隙，恢复生物力学的稳定结构，从而改善胫骨内外旋的活动范围，达到矫正目标。首先用按摩等手法松解膝关节内侧肌群，改善异常挛缩的肌肉和韧带，恢复正常的生物力线。然后松解髌骨周围软组织，髌上韧带和髌下韧带，改善髌骨的上下活动度。

（1）操作流程：

第一步：嘱患者俯卧位，充分暴露膝关节部分，医者用揉按法施术于患肢腘窝及下肢后侧，再利用点穴法，根据患者承受力度，分别对双下肢的股外穴、股后穴、腘窝三穴，下肢后侧的鱼肌上下穴、肌腹穴等特定穴位进行点按，用喷酒按摩方式对腘肌及腓肠肌按揉3~5分钟。再以一手掌根部轻压在腘窝部，另一手握住患肢踝关节上段，让其做被动屈膝运动，屈膝同时旋绕膝关节，反复3~5次，以滑利关节，改善活动功能。

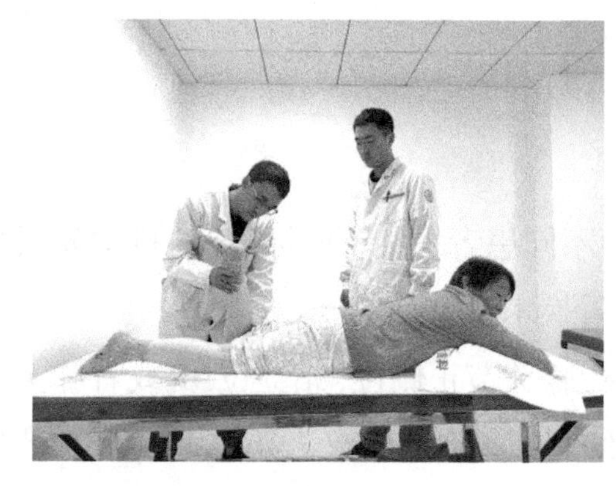

俯卧位检查膝关节

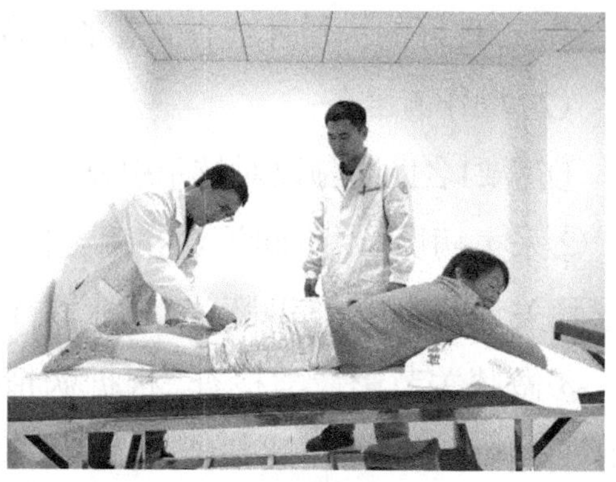

腘窝处按揉

第二步：嘱患者将体位改变为仰卧位，让其双下肢伸直自然放松，于腘窝处垫软枕或医用三角垫，医者立于患肢一侧。先以掌根从股骨内侧至膝部以及股骨外侧的髂胫束，从上往下做按揉推拿，施术3~5分钟。再以滚法、揉法、喷酒推拿法于膝关节内侧施术，并重点于内侧副韧带及鹅足腱位置等韧带附着处推拿按摩，施术3~5分钟，充分舒展相关筋膜肌肉，以达到放松软组织、通经活络的目的。更重要的是能够缓解患者的全身的紧张状态，为下一步治疗做铺垫。

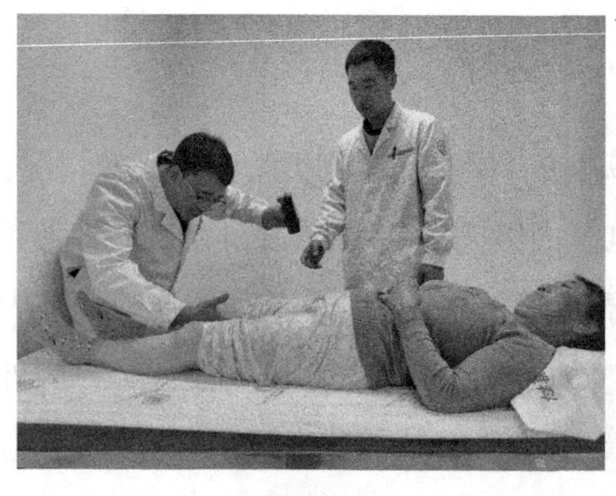

喷酒推拿

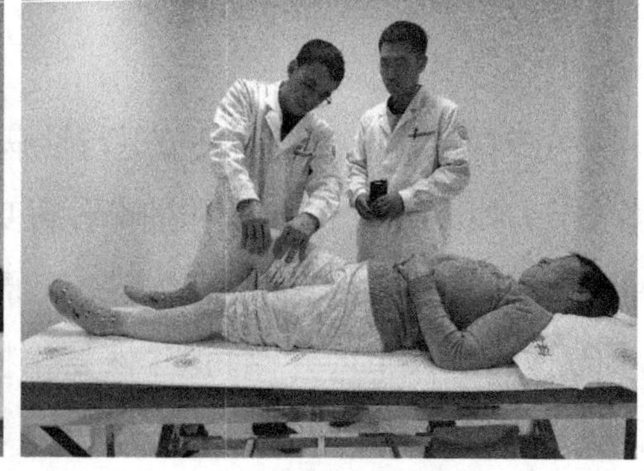

点穴按摩

第三步：嘱患者取仰卧位。术者站在患肢一侧，助手立于患肢对面，用手轻按髂脊上侧和健侧膝关节处，保持其治疗中的稳定。由术者手握患者踝关节上段合适位置，根据膝关节内侧间隙窄的生物力线反方向旋转拔伸膝关节，让患者尽量保持放松的状态下，突然用力将膝关节屈曲至最大限度；医者注意：根据膝关节内侧间隙狭窄的程度以及骨性病变的严重程度掌握屈曲的力度和范围。此时患者可能会出现剧痛，嘱患者尽量不做反抗动作，助手帮助肢体让其放松。再用适当的力度拔伸膝关节。

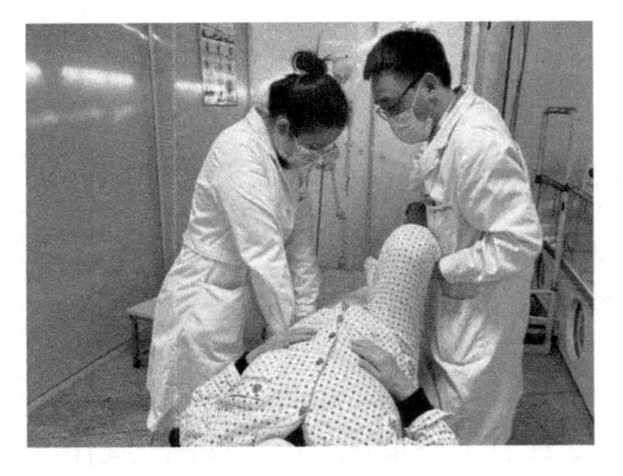

旋转屈膝复位

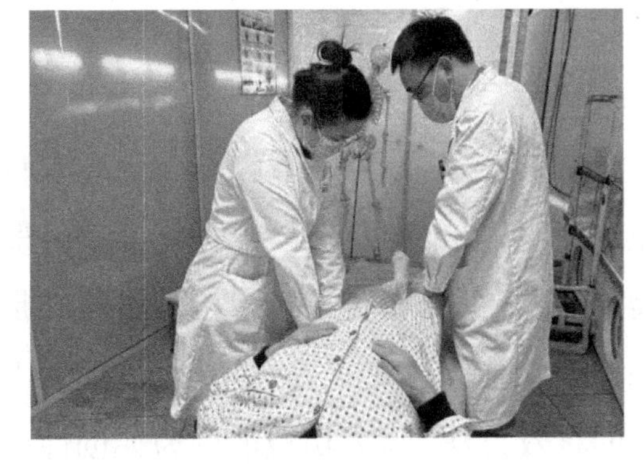

旋转拔伸复位

第四步：正骨复位术后医者再次对患侧肢体进行软组织松解术。主要以推拿按摩手法沿患侧下肢内侧副韧带纵轴方向，以髌韧带、内侧副韧带、鹅足腱、股骨内侧髁部内收肌结节等处为重点施术。松解治疗后由术者一手扶起膝关节，另一手握住踝关节部，以摇动方法来回旋转膝关节。

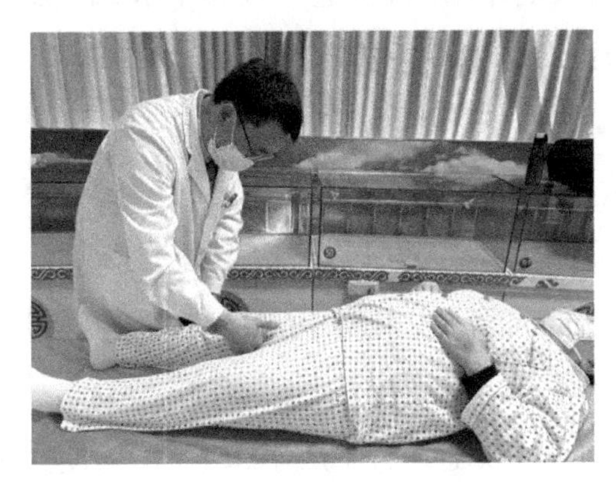

松解推拿

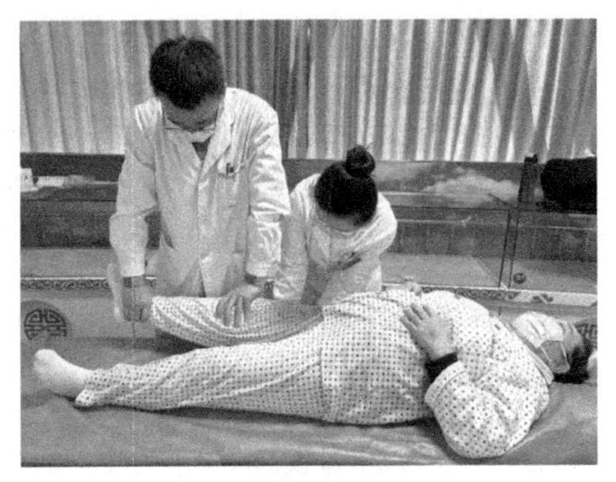

旋转和拔伸

六、注意事项

（1）手法正骨复位的表面基本是向畸形方向牵引，再经过转动、屈伸、端提、按拿等方式选择复位，手法要轻柔，用力要稳，逐渐加大牵引力，防止因为手法粗暴引发关节撕裂、腱膜损伤、血管神经损伤和骨折。治疗期间的患者从座位起立时防止下肢未动上身先扭转或下肢旋转动作而导致膝关节扭伤，这不利于治疗和恢复。

（2）禁忌：①急性传染病、高热、脓肿、骨髓炎、骨关节结核、恶性肿瘤患者；

②肌腱、韧带完全断裂或者部分断裂者；③手法区域有皮肤病或化脓性感染者；④精神病患者或对手法治疗不配合者；⑤妊娠者。

七、功能锻炼与预防

KOA发病后，膝关节内部以及周围肌肉韧带等软组织的生物力学环境会有明显的变化。影响KOA进展的生物力学因素包括肌肉力量变化、下肢力线异常、体重增加等。膝关节骨性关节炎治疗的目的是最大限度地恢复患者的膝关节功能，而膝关节功能锻炼是提高关节活动能力、增加关节周围肌肉力量、促进关节功能恢复的有效方法[7]。因功能锻炼为无创性操作，具有价格低廉、安全性高、操作简单等优点，已经得到临床的广泛认可。

根据西安大略大学和麦克马斯特大学骨关节炎指数（WOMAC），对659例KOA患者进行分级，其中症状最重患者和较重患者股四头肌肌力分别降低18%和9%（$P<0.001$, $P=0.03$）。根据相关研究结果提示，股四头肌在KOA进展过程中有着举足轻重的作用。此外，关节源性肌肉抑制的长期作用，将会进一步影响股四头肌。因此，针对股四头肌的康复训练是临床治疗KOA的基本方法[8]。

KOA康复功能锻炼[8]：

（1）涂抹按摩：用高度白酒或蒙古黄油涂抹在膝关节周围，患者家属或康复医师用手掌或手指按压、按揉3~5分钟。具体从股骨到髌骨、从鹅足腱到踝部，对双腿部肌肉进行按摩。在按揉推拿过程中患者仰卧位，膝盖下方垫软垫子，达到放松肌肉的作用。

（2）双下肢肌肉收缩训练：患者取仰卧位，双腿伸直平放于床上，用力使大腿部肌肉收缩，然后放松，每次收缩与放松各维持3~5秒。重复锻炼10次为一组，每天练习1~3组。

（3）床上股四头肌训练：将患肢抬离床面，抬高至空中，尽量保持在空中停留，并逐渐练习增加停留时间与练习次数，病情好转后可根据实际采用患肢负重抬高直腿训练，以增加股四头肌肉力量。

（4）模拟登车训练：患者取仰卧位，双腿抬离床面，膝盖弯曲，小腿与大腿呈90°，做骑自行车的动作，双腿上下交替运动。每次1~3分钟，练习5次为1组，一天练习1~3组。

（5）膝关节屈伸运动：患者可在床上练习膝关节屈伸运动，即屈膝与伸膝运动，逐渐增大屈膝角度。如患者不能自行练习，可在家人或陪护人员的协助下进行，直到患者能够独立进行锻炼。

（6）肌张力训练：让其家属或陪护人员采取用力将患者患肢下压的同时，患者则向上用力抬起患肢以对抗压力的方式进行练习。等患肢有一定的力量后，按医嘱可进行独立步行锻炼或进行上下楼梯训练。

（7）靠墙深蹲训练：患者将背部靠墙，脚部放在身体前方0.45~0.6米的位置，膝盖不超过脚尖。双脚分开与肩同宽，脚尖稍稍朝外打开，双膝稍微打开一些。沿着墙壁缓慢地向下“滑动”，保持头抬起，后背挺直，紧贴墙壁。继续向下滑到100度或者更低，蹲得越低，膝关节的负荷越大。每次坚持10~30秒，然后脚跟用力推，让身体回到起始位置。10次一组，一天3组左右即可。具体视个人病情，循序渐进地练习。

注意事项：指导患者日常防止受凉、受累、受潮、受风，防止负重行走，不做极度屈曲与下蹲等动作，上下楼梯可侧身行走，减少膝关节负重；控制饮食与体重，多吃富含抗氧化剂的食物，如含维生素、硒、钙及类胡萝卜素的食物。虽然KOA特征是关节软骨损伤，但软骨下骨病变可能是其早期表现。如果能在尚未出现关节软骨损伤前，通过减肥、适当运动、改善肌力平衡等手段，平衡膝关节应力分布，使软骨下骨病变愈合，则将会有效预防KOA[9]。

八、异常情况及处理措施

1. 关节肿胀不适

原因：

（1）天气变化。

（2）治疗过度。

（3）关节积液（髌中周径明显增加）。

患者可以尝试通过以下方法处理：

（1）暂停行走及训练。

（2）随即抬高患肢（高于心脏）。

如果没有缓解反而更加重了请及时回医院复查。

2. 关节及周围疼痛加重

（1）减少或暂停活动。

（2）若伴有肿胀不适，可按上述处理。

（3）适当口服或外涂消炎止痛类药物，如扶他林等。

（4）疼痛部位如果没有红、肿、发热的情况，可予热敷等理疗措施。

症状缓解后，可恢复训练。如果没有缓解反而更加重了请及时回医院复查。

参考文献

[1]赛音朝克图. 蒙医学针法刺法[M]. 北京：清华大学出版社，2019：179.

[2]蒙古学百科全书. 蒙医学[M]. 呼和浩特：内蒙古人民出版社，2012：98，348.

[3]松巴堪布·益希班觉. 甘露四部[M]. 呼和浩特：内蒙古人民出版社，2015：61—225.

[4]策苏荣扎布. 蒙医内科学[M]. 呼和浩特：内蒙古人民出版社，1989：169—170.

[5]CrossM，SmithE，HoyD，etal.Theglobalbuedenofhipandkneeosteoarthritis:fromtheglobalburdenofdisease2010study[J].AnnRheumDis，2014，73(7)：1323—1330.

[6]乌兰. 蒙医病症诊断疗效标准[S]. 北京：民族出版社，2007：23.

[7]安丙辰，戴尅戎. 影响膝骨关节炎发病及进展的生物力学因素[J]. 国际骨科学杂志，2012，33(3)：153—156.

[8]刘凤花. 量化功能锻炼在膝骨性关节炎患者中的应用. 中华现代护理杂志，2021，27(32)：4467—4471.

[9]菅贵仁. 膝关节功能锻炼对膝骨关节炎患者的影响分析[J]. 中国现代药物应用，2014，8(16)：230—231.

第二节　膝关节韧带软组织损伤

一、概述

膝关节除正常的骨头外，还有大量的软组织。软组织包括髌骨上面的股四头肌腱，髌骨下面的髌腱，还有两个侧方的侧副韧带，膝关节里面的交叉韧带，另外，膝关节内部还有半月板和软骨等。那么像这些情况，在退变或者剧烈运动，或者有外伤、车祸等情况下，都有可能会造成不同程度、不同部位的损伤。主要表现为膝关节疼痛、肿胀、活动受限。

二、病因

1. 内侧副韧带损伤

主要为暴力所致。当膝关节外侧受到直接暴力时，膝关节猛烈外翻，便会撕断内侧副韧带；当膝关节半屈曲时，小腿突然外展与外旋也会使内侧副韧带断裂，内侧副韧带损伤多见于运动创伤，可合并半月板及前交叉韧带损伤，如踢足球、滑雪、摔跤等竞技项目。

2. 外侧副韧带损伤

主要为暴力所致。因外侧方髂胫束比较强大，单独外侧副韧带损伤少见，容易合并半月板及后交叉韧带损伤。如果暴力强大，髂胫束和腓总神经都难免受损伤。

3. 前交叉韧带损伤

膝关节伸直位下内翻损伤和膝关节屈曲位下外翻损伤都可以使前交叉韧带断裂。一般前交叉韧带很少会单独损伤，往往合并有内、外侧韧带与半月板损伤，但膝关节过伸时，有可能会单独损伤前交叉韧带。另外，暴力来自膝关节后方，胫骨上端的力量也可使前交叉韧带断裂，前交叉韧带损伤亦多见于竞技运动。

4. 后交叉韧带损伤

无论膝关节处于屈曲位或伸直位，来自前方的使胫骨上端后移的暴力都可以使后交叉韧带断裂。多见于直接暴力外伤。膝关节脱位可导致前交叉韧带同时损伤。

三、解剖特点

膝关节的稳定主要由骨骼、半月板以及局部的肌肉和韧带共同维持。其中用于维持膝关节结构的韧带主要包括：第一，内侧副韧带。股骨和胫骨的止点分别位于股骨内上髁与股骨的内髁，分为深浅2层，浅层纤维呈三角形，坚韧有力，而深层与关节囊融合，部分与内侧半月板相连。第二，外侧副韧带。股骨的止点为股骨的外上髁，而胫骨的止点主要为腓骨小头处，并且外侧半月板与韧带之间可有滑囊相隔。第三，前交叉韧带。股骨止点位于股骨外髁内后半部分，而胫骨的起点位于髁间隆起的前部。第四，后交叉韧带。起自胫骨髁间隆起的后方，斜向前上方，附于股骨内侧髁的外侧面的一条韧带。

四、诊断标准

以年轻运动员最多见，常有膝关节损伤史。受强力外伤时，患者可觉膝关节内撕裂声，随即关节疼痛剧烈，软弱无力，功能丧失，迅速肿胀，关节内淤血。伴关节囊损伤时可见周围有皮下瘀斑。陈旧性损伤患者可见股四头肌萎缩，运动力下降。

（1）抽屉试验：前抽屉试验（ADT）阳性为前交叉韧带损伤，后抽屉试验阳性为后交叉韧带损伤。因股四头肌疼痛痉挛，使该试验常呈假阴性，应麻醉下检查，并应与健侧对比，提高阳性率。

（2）X线检查：胫骨髁间隆凸撕脱骨折片应考虑前交叉韧带损伤，胫骨髁后部撕脱骨折片应考虑后交叉韧带损伤。内外翻应力检查时，可见一侧关节间隙增宽。

（3）MRI：急性期MRI检查确诊率可达95%以上，可清晰显示交叉韧带损伤情况，同时可显示有无合并半月板损伤及裂隙骨折。

（4）关节镜检查：为诊断交叉韧带损伤的重要手段，可直视观察损伤的部位、程度，以及半月板及其他损伤，同时可进行修复手术。

五、操作手法

以内侧副韧带损伤为例。

病人取仰卧位，患肢伸直并外旋，以帛枕垫于膝的外后方。先在内侧副韧带的起止点按、揉，手法宜轻巧缓和，同时配合轻巧快速的弹拨法，沿韧带纤维垂直的方向治疗，然后在伤部轻揉，再沿韧带方向用擦法治疗，以透热为度。推拿后可外敷蒙药哈布德尔-9和壮仑-5。外侧副韧带损伤较少见，其症状和处理与内侧副韧带损伤雷同。

六、注意事项

手法推拿治疗要持续、均匀、轻柔用力，避免二次损伤。

禁忌事项：骨折、骨关节结核、骨肿瘤患者禁用。

七、功能锻炼与预防

第一，在运动之前，一定要做好充分的热身活动，并且做好相关的拉伸锻炼，防止韧带的扭挫伤。

第二，在运动的时候，要佩戴好相关的资具，如一些弹力绷带，或者是护膝，建议增加韧带的强度，

第三，要注意膝关节的保护，比如防止一些能够引起膝关节过度弯曲或者是超过活动范围的情况，比如不要做一些负重过大的运动或者练习，防止膝关节的二次损伤。

第四，关于膝关节韧带损伤，患者还要了解相关的运动知识，以此来进行相关的保护。

八、异常情况处理

关节肿胀疼痛加重。

（1）减少膝关节活动。

（2）可采取局部药浴、外敷蒙药热敷等理疗措施。

第九章　踝关节

踝关节关节病

一、概述

踝关节是膝关节以下最大的负重关节，它的构成主要是上端是由腓骨和胫骨的远端组成，下端是由距骨构成。在这三个骨头之间的间隙就称为踝穴，踝穴就在足的前方。踝关节疾病是一种多发性疾病，主要发生在脚关节。脚关节是表面积最大、结构最复杂的关节，由于脚关节滑膜广泛，位于肢体表面，较浅，有更多的损伤和感染机会，脚关节踝关节疾病主要是由脚关节扭伤和各种关节损伤引起的一组综合征。患者很容易暂时或长期失去劳动力，这对患者和社会都有很大的危害。虽然有许多有效的治疗方法，但仍有许多患者无法治愈。特别是一些中青年患者，承担许多社会和家庭责任，并长期忍受疼痛。踝关节疾病最常见的是踝关节扭伤。

二、病因

在不平的路面行走，跑步或下楼梯时，踝关节处于跖屈位，突然向内或向外翻转，使外侧或内侧副韧带受到强力的牵拉致损伤。由于踝关节内翻活动要比外翻大，所以临床上以内翻伤为多见。踝关节内翻，使外踝三组副韧带受到过度牵拉而损伤，造成同部易渗血，刺激末梢神经而引起症状，外侧副韧带损伤中，又以距腓前韧带损伤最常见，严重者可有跟腓韧带损伤，一般情况下距腓后韧带极少发生损伤。踝关节扭伤是最高发的运动损伤，约占所有运动损伤的40%。踝关节由胫骨腓骨远端和距骨构成。由内外踝和胫骨后缘构成踝穴，距骨上面的鞍形关节面位于踝穴中。距骨的鞍形关节面前宽后窄，背伸时较宽处进入踝穴，跖屈时较窄部进入踝穴，所以踝关节在跖屈位稍松动，其解剖和生理特点决定踝关节在跖屈时比较容易发生内翻外翻扭伤。又因为踝关节外踝腓骨较长踝穴深而内踝胫骨较短踝穴浅，故踝关节更易发生内翻扭伤，外踝韧带（包括距腓前韧带及跟腓韧带）的损伤更常见。踝关节外翻扭伤虽不易发生，一旦出现却很严重。如发生断裂一般都会引起踝关节不稳，且多合并其他韧带损伤和骨折。

踝关节扭伤是临床常见的疾病，在关节及韧带损伤中是发病率最高的疾病。踝关节是人体距离地面最近的负重关节，也就是说踝关节是全身负重最多的关节。踝关节的稳定性对于日常的活动和体育运动的正常进行起重要的作用。踝关节周围的韧带损伤都属于踝关节扭伤的范畴。踝关节扭伤可能导致的损伤包括外踝的距腓前韧带跟腓韧带，内踝三角韧带，下胫腓横韧带等。踝关节扭伤较常见，多由间接外力所致。如行走时踏入凹处使踝关节突然内翻、内收，即可损伤外侧副韧带，严重者，可合并踝关节骨折。治疗不及时或不彻底，日后会反复扭伤，以致影响关节功能。

三、解剖特点

踝关节又称距小腿关节，或是距上关节。由胫骨下关节面和胫、腓骨的内外踝关节面与距骨滑车构成屈戌关节。关节囊的前后壁薄而松弛，距骨滑车的关节面在形状上前宽后窄。内、外踝在高度上不一致，内踝高于外踝。导致内翻大于外展，同时踝关节屈时内外翻的幅度小于伸时内外翻的幅度。

1. 踝关节的辅助结构

（1）内侧韧带：位于踝关节内侧强韧的三角韧带，起自胫骨内踝，呈扇形，向下止于距骨、跟骨、足舟骨的内侧，限制足过度外翻。

（2）外侧韧带：有距腓前韧带、跟腓韧带、距腓后韧带，均较为薄弱，有防止小腿移位和限制足过度内翻的功能。

（3）三踝：即内踝、外踝、后踝，三部分构成踝穴，周围包裹内外侧副韧带、内外侧三角韧带、筋膜等组织，共同稳定踝关节。

①内踝：胫骨下端稍膨大，其内下有一突起，称为内踝。胫骨下端有关节面，与距骨滑车相关节，内踝可在体表扪及。

②外踝：腓骨细长，位于胫骨外后方，分一体两端。上端稍膨大，即腓骨头，腓

骨头关节面与胫骨相关节，头下方缩窄称腓骨颈，腓骨下端膨大形成外踝，外踝内侧有外踝关节面，与距骨相关节，腓骨头和外踝都可在体表扪及。

③后踝：人体胫骨远端后缘呈唇状突起部分为后踝，后踝关节相对较薄弱。

内踝、外踝、后踝，三者构成踝穴，包容距骨体。距骨体前方较宽后方略窄，踝关节背屈时，距骨体与踝穴匹配性好，踝关节较稳定；跖屈时，距骨体与踝穴的间隙增大，使踝关节相对不稳定，这是踝关节在跖屈位容易发生损伤的解剖因素。此外，与踝穴共同构成关节的距骨滑车关节面，是人体负重的主要关节之一。在负重中期，关节面承受的压力约为体重的2倍，在负重后期则可达5倍，这也是踝关节容易受伤、发生退变性关节炎的原因之一。

2. 运动踝关节的主要肌肉

运动踝关节的主要作用肌，有小腿后面的屈肌和小腿前面的伸肌。它们均起自小腿骨或股骨内、外上髁，肌腱跨越踝关节止于足骨上。近固定收缩时，可使踝关节完成屈伸运动。

使踝关节屈（跖屈）的主要肌群：小腿三头肌、胫骨后肌、拇长屈肌、趾长屈肌、腓骨长肌、腓骨短肌。

近固定收缩，踝关节屈，如绷脚动作。远固定收缩，使小腿在踝关节处屈，完成提踵和蹬地动作。

四、诊断标准

1. 有损伤史

必须有明确的损伤史；查体可见局部肿胀，有瘀斑，压痛，可见关节肿胀。韧带损伤也会出现关节肿胀原因是：踝关节外侧韧带跟关节囊的纤维编织在一起，如果因扭力、暴力引起韧带损伤，很多病人会同时出现关节囊撕裂，出血可通过关节囊的裂口进入关节腔，进而出现关节肿胀、压痛。

2. 物理检查

踝关节外侧韧带损伤的检查：先在足的外侧、外踝下面，画三个柱子一样的条带（韧带在体表的投影位），分别表示距腓前韧带、跟腓韧带和距腓后韧带。距腓前韧带最容易撕脱、断裂，可通过触诊来鉴别这个韧带是否损伤。踝关节扭伤，实际上不仅仅是外侧韧带的损伤。如果暴力特别大，能量特别高，踝关节内翻时还可导致下胫腓联合韧带损伤，这在临床工作中常见。如果除踝关节外侧韧带损伤外，还累及下胫腓联合韧带时，治疗就非常复杂。对下胫腓联合韧带损伤，临床必须确诊，一旦漏诊，只处理外侧副韧带的损伤，则治疗后效果不会满意。

3. 挤压试验

有助于鉴别外踝扭伤的病人是否同时伴有下胫腓联合韧带的损伤，方法为：双手向内侧挤压小腿肌肉，如果出现踝关节疼痛，则意味下胫腓联合韧带有损伤。

4. X线检查

足踝由26块骨组成，关节面的朝向各不相同，骨的形状也各有不同，所以 X 线检查对于足踝骨折的诊断很重要，能提供骨折类型，并有助于决定相应的治疗措施。但普通的 X 线片未必能看到骨折线。足踝部的 X 线片需在特殊位或应力位下拍摄。X线片对于韧带的价值非常有限，因为X线片对于软组织主要是判断有没有肿胀。足踝的片子很多，应根据病人情况，结合渥太华足踝损伤鉴别诊断标准，有选择地摄片，减少不必要的射线暴露，减少医疗费用。该标准仅适用于骨骼成熟的成年人，且损伤在10天内。对于足踝损伤的病人，必须要拍负重标准前后位、侧位和踝穴位X线片。踝穴位片主要是帮助鉴别下胫腓联合韧带是否损伤，下胫腓韧带损伤能否确诊，对于整个治疗非常关键。

五、操作方法

伤后要避免继续负重或行走，切忌由同伴在伤痛局部手法按揉。可以用绷带或宽胶布将患侧足踝背伸90° 后轻度外翻位包扎固定，限制行走，并送医院处理。

对于症状轻者，可在伤后即用冷水或冷毛巾外敷并抬高患肢。此时冷敷能使血管收缩，减轻局部充血，降低组织温度，起到止血、消肿、镇痛的作用。因此在急性扭伤后，应施行局部冷敷，并且越早越好。抬高患肢可加快血液、淋巴液回流，不至于使血液瘀积于血管损伤处。冷敷方法：将冷水浸泡过的毛巾放于伤部，每3分钟左右更换一次，也可以用冰块装入塑料袋内进行外敷，每次20~30分钟。夏季则可用自来水冲洗，冲洗时间一般为4~5分钟，不宜太长。

如果踝部扭伤已超过24小时，则应改用热敷疗法。此时热敷能改善血液和淋巴液循环，有利于伤处淤血和渗出液的吸收。热敷方法：将热水或热醋浸泡过的毛巾放于伤处，5~10分钟后毛巾已无热感时进行更换。每天进行1~2次，每次热敷约30分钟即可。

关节扭伤后应及时处理，原则是复位关节和消肿散瘀，使损伤的组织得到良好的修复。关节积血较多者，应在无菌技术下及时抽出，以免后遗关节内粘连。韧带断裂或撕脱骨折而影响关节稳定者，需行手术复位修补，以免引起反复扭伤、关节软骨损伤和创伤性关节炎。

在确诊无骨折、无脱位、无韧带完全断裂情况下，可施推拿法治疗，具体如下：

（1）患者取仰卧位，患肢放松伸直。助手双手拉住患者小腿，医生一手拖拿患者足跟，另一手掌向下，小鱼际（虎口）中部拿其足面，拇指腹部压住突出之骨，纵轴牵引同时进行由内向外（外旋）或由外向内（内旋）滑动，在与助手相反方向牵拉的同时，背屈摇踝关节2~3遍，即可复位。

（2）患者取仰卧位，患肢放松伸直。医者施拇指螺纹面按揉法，按揉足背踝关节横纹中央及外踝与跟腱凹陷处3分钟，随即双手交叉置于足背，拇指交叉于足底，向上、后方向短促发力，做胫距关节的纵轴方向的滑动矫正，在听到“咔”的声响，示手法复位成功。

六、注意事项

（1）一旦确诊骨折、脱位、韧带完全断裂，不宜推拿治疗。

（2）急性损伤时，需注意休息，踝部放置高于心脏水平位置。

（3）踝关节进行适当固定。

（4）急性损伤者，24小时内不宜湿热敷。

七、预防

（1）做好保护措施：对于脚踝部位曾经受过伤的人来说，要预防扭伤，做好保护措施是相当重要的，可以通过一些运动保护工具来保护踝关节，例如护踝套就很常用。

（2）穿合适的鞋子：在经济条件允许的情况下，可以选购一双舒适度比较好的鞋子，并且尽可能半年左右换一次。尤其是对于经常运动的人来说，买一双运动跑鞋是很有必要的。因为跑鞋里面有缓冲气垫，可以给脚踝提供一定的缓冲保障。在比较湿滑的地面上行走的时候，要小心一点，不要穿已经磨平的鞋子，以免鞋子打滑，导致扭伤。

（3）做好热身运动：在进行一些运动的时候一定要充分做好热身，给身体一定的缓冲时间。这样脚踝附近的肌肉通过拉练，可以提高灵活性和韧性，从而减少扭伤的风险。

（4）训练踝关节肌肉：对于踝关节外翻的肌肉要进行训练，增强其力量，从而降低扭伤的概率。在运动之外的其他空闲时间，就可以做增强下肢肌肉群的锻炼，控制好下肢肌肉群的力量，使肌肉群达到一种平衡状态，这样可以提供足够的力量支撑整个身体，而不是使重量集中在脚上。

八、异常情况处理

当发现脚关节扭伤之后，首先保持冷静，立刻停止活动，确认是否骨折或者是韧带损伤。尽快地对局部位置进行冷敷。扭伤时间超过24小时之后，就需要采取热敷的方法进行治疗。热敷可以促进局部的血液循环，促进淤血的吸收，缓解疼痛不适，最终达到活血化瘀的目的。及时就医，最后在医生的指导下服用或者是涂抹具有化瘀功效的药物进行治疗，以帮助缓解疼痛、肿胀的情况。

第十章 颞颌关节

颞颌关节半脱位

一、概述

颞颌关节半脱位属于关节黄水病范畴。颞颌关节半脱位是多因做打哈欠、大笑等张口动作后不能自行复位而引起的症状。

二、病因

蒙医认为，协拉、赫依、巴达干是维持人体正常生命活动的能量和动力，相互间保持着相对平衡的状态时，人的生命活动就会正常进行。当受到内外因素的影响时，则失去相对平衡的状态，两侧颞颌关节的平衡被打乱，导致赫依的功能紊乱，引起巴达干和协拉不平衡，“七素”“三秽”紊乱，双侧颞颌关节咬合不对称，从而导致相应的病症。

三、解剖特点

骨性结构包括下颌髁突和颞骨的鳞部关节面，软组织结构包括关节盘、关节囊、关节韧带。软组织中最重要的是关节盘，是由胶原纤维和弹力纤维组成，位于关节窝和下颌髁突间，分为四个区域：关节盘前带、中带、后带和双板区[1]。

四、诊断标准

1. 蒙医诊断

蒙医诊断标准参照1987年出版的《中国医学百科全书·蒙医分卷》的关节协日乌素病病症蒙医辨证分析。

2. 西医诊断[2]

参考《口腔颌面外科学》中颞下颌关节紊乱病诊断标准。下颌运动出现异常，包括开口形歪曲或偏斜、开口度过小或过大等，颌面部疼痛，下颌关节部开口运动时伴有弹响或杂音。

五、操作方法

患者取坐位，嘴张大，医生戴好手套，站在患者对面。双手拇指伸入患者口腔，按在下方智齿上，双侧食指按压双侧颞颌关节，其余手指固定下颌骨；将拇指往下按压，将颞颌关节推至中立位停止。操作时拇指用多层纱布包裹，以防咬伤。

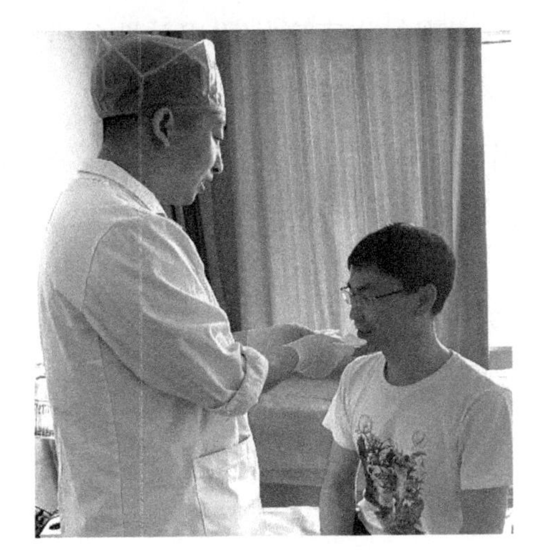

术前做准备

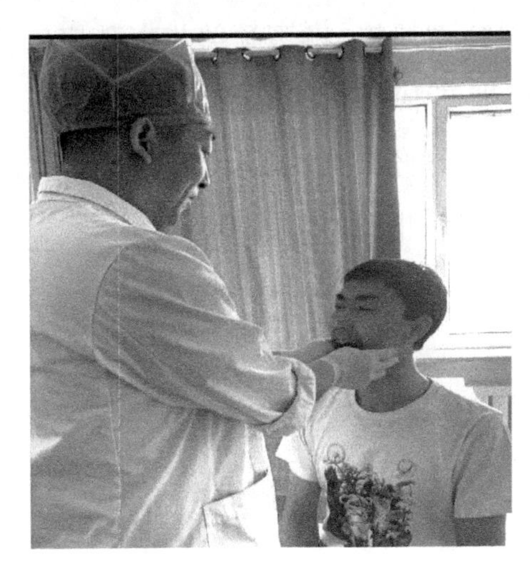

手法操作

六、注意事项

复位时患者不要过于紧张，配合好医生，放松心情，避免出现肌肉痉挛影响复位；在施术过程中，牢记动作协调、用力柔和轻巧，禁止施加暴力。复位成功后不要张大嘴，打哈欠时要注意用手扶住下巴，以防再次脱位。

医师在蒙医临床上对颞颌关节手法复位的操作必须要熟练。此手法是一种巧力而不是暴力。对患者的查体要仔细，要精确地找到紊乱的关节，明确地判断脱位方向，复位要求稳、准、巧。

七、预防

应避免咀嚼生冷、坚硬食物；避免张大嘴，打瞌睡、大笑的时候注意保护颞颌关节；防寒，保暖，在冬季寒冷以及夏天炎热吹空调的时候，注意面部的防寒、保暖。

八、异常情况处理

在复位过程中若因医者的手法不当引起异常情况，则要及时纠正，及时处理。如果纠正后出现患者不适等症状，要及时休息观察，必要时进一步干预。

参考文献

[1] 费晨艳. 颞下颌关节紊乱病患者MRI表现与临床症状的相关性分析[D]. 杭州：浙江中医药大学，2022:10.

[2] 岑经途. 针刺运动疗法结合火针治疗颞下颌关节紊乱病的临床研究[D]. 广州：广州中医药大学，2016.

附 录

一、课题基本情况

（一）项目承担单位基本情况

内蒙古国际蒙医医院是内蒙古自治区人民政府2006年确定的新建项目，2008年被自治区政府确定为为民办实事十项重点民生工程之一。该院始建于2007年12月23日（奠基），于2012年4月28日开业。内蒙古国际蒙医医院是国家重点民族医院建设单位，是我国首家以蒙医药医疗为主，结合现代医学的集医疗、科研、教学、预防、保健、康复、急救、制剂为一体的现代化三级甲等综合性蒙医医院，是国家蒙医药技术骨干培训基地，国家蒙药制剂中心，八省区蒙医药医疗、科研、临床、教学指导中心及蒙医药国际交流中心，同时也是内蒙古医科大学附属蒙医医院，内蒙古医科大学蒙医临床医学院，内蒙古民族大学教学医院，中国中医科学院眼科医院对口支援医院，中国中医科学院阜外心血管病医院心血管技术培训中心，北京大学肿瘤医院协作医院，广州中医药大学附属医院，广东省中医院对口支援医院。

内蒙古国际蒙医医院统一社会信用代码：1215000057063390XL；注册地址：呼和浩特市赛罕区大学东街（徐家沙梁村西北）；举办单位：内蒙古自治区卫生健康委员会；开办资金：35883万元；法定代表人：陈沙娜；宗旨和业务范围：为区内外广大人民群众和蒙古国等邻国公民提供蒙医药医疗、保健、康复服务，开展蒙医、蒙西医结合内外妇科、儿科、预防保健、麻醉、检验、病理、影像科等临床医疗及蒙医药临床教学、科研、药物研发；归口管理单位：内蒙古自治区卫生健康委员会。

内蒙古国际蒙医医院建筑面积5.48万平方米，定编床位800张，开放床位1300张，设临床、医技、制剂、行政、职能等86个科室。

内蒙古国际蒙医医院拥有职工1400人，设蒙医一级临床科室38个，占医院临床科室比例的77.6%。医院现有5个国家临床重点专科，1个国家中医药重点研究室，9个国家中医药管理局重点专科，4个国家中医药管理局重点学科，1个自治区级领先学科，2个自治区级重点专科。医院拥有国医大师1名，国家及自治区级重点专科、领先学科等学术带头人60余名，内蒙古自治区名蒙医9名，名老蒙医学术传承人28名，蒙医博士生导师2名，硕士研究生导师20名，引进海外留学医学、生物学等与医疗、科研相关的博士后、博士人员40名，医院现有196名硕士，具有博士、硕士学位以上人员占业务人员的40%以上。

内蒙古国际蒙医医院设立了国家级蒙医药重点实验室，设有蒙药药用植物研究室、分子肿瘤学与细胞生物研究室、生物化学研究室等；拥有药物提取、纯化、分析的完备实验设备；实验室汇聚高层次研究人才，并与美国、日本、印度、蒙古国等国外以及国内几所知名大学医药研究机构建立了协作关系。此外，内蒙古自治区党委组织部成功引进南京大学生命科学学院张晨宇“长江学者”科研团队，就蒙医药研发等相关科研与内蒙古国际蒙医医院达成长期合作协议。

内蒙古国际蒙医医院拥有1.5T超导核磁共振成像系统、64排128层螺旋CT、数字剪影心血管照影系统、超高档全身彩色多普勒超声诊断仪、高档心脏彩色多普勒超声诊断系统、数字胃肠机、全身骨密度检测仪、钼靶数字乳腺机、DR、全自动生化分析仪、血液透析系统等世界一流的医疗设备。

内蒙古国际蒙医医院云集了全区内外众多德高望重、医术精湛的知名专家、学者和一批国内外引进的博士、硕士等中青年专业技术人才。蒙医药对常见病、多发病、疑难病，特别是心脑血管疾病，消化、呼吸、泌尿、内分泌系统疾病及妇科、儿科、五官科、皮肤科、肛肠科等疾病的治疗具有显著疗效，尤其是对血液病学、心身医学等方面的几十种疑难杂症疗效独特而名扬区内外。同时还开展急性心脑血管疾病治疗、创伤急救和手术、心脏介入及血液透析等项目。

（二）项目立项基本情况

内蒙古自治区科学技术厅（任务下达单位）、内蒙古国际蒙医医院（项目承担主持单位）。

项目名称：蒙医自重牵引下手法复位治疗器械研发项目，于2020年2月经内蒙古自治区科学技术厅批复，项目起止年限：2020年3月至2023年2月；项目承担单位（主持单位）：内蒙古自治区国际蒙医医院；项目实施单位：内蒙古国际蒙医医院针推科；项目负责人：朝鲁。

项目主要研究人员有朝鲁、萨其拉吐、朝鲁门、海青春、满达、乌达木等6人。

项目建设内容：自2013年针推科率先研制并临床应用蒙医自身定点悬吊牵引推拿治疗架以来，对腰椎间盘突出症、胸椎病进行治疗，并得到了极好的临床疗效。现区内外各蒙医医院已引进该技术，同时得到了显著效果。由于器械规格和标准不统一、不规范，急需建立完善、科学、规范化技术标准。本项目通过收集本院临床数据并分析设备结构与联创疗效，完善设备结构和功能并制定标准。

主要任务：

(1) 研发内容：收集整理2010年度至2020年度蒙医自重牵引下手法复位治疗病例500例进行临床数据分析；设计研制并生产蒙医自身定点悬吊牵引推拿治疗架的标准设备，实施临床试验，评价蒙医自重牵引下手法复位治疗器械的疗效与安全性。

(2) 技术路线：

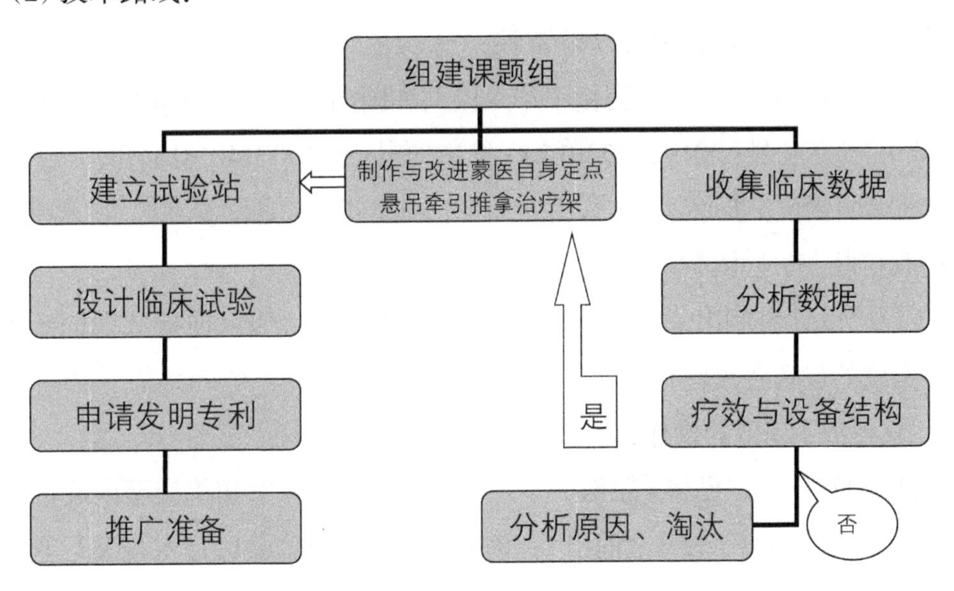

(3) 创新点：首次对蒙医自身定点悬吊牵引推拿治疗架进行系统的规范化、标准化研究；克服了蒙医自身定点悬吊牵引推拿治疗架规格不统一、刺激量不易掌握等不足，进一步提高其疗效，减少副作用；通过对蒙医传统疗法的理论探讨和器具的创新，为蒙医传统疗术理论提供可靠的科学依据，并为蒙医传统疗术与国际医疗接轨奠定基础。

项目投入：内蒙古自治区科技经费拨款100.00万元，单位自筹0.00万元，贷款0.00万元。

（三）项目实施情况

蒙医自重牵引下手法复位治疗器械研发项目研发期为36个月，即2020年3月—2023年2月。该项目严格按照计划执行，在计划时间内完成器械研究制作。具体实施情况如下：

（1）2020年3月至2021年3月，病历回顾性研究及对自重牵引下手法复位治疗器结构标准等进行研究制定，购买材料，交付研发工作。

（2）2021年3月至2022年1月，研发及改进治疗架，发表论文及临床疗效研究工作。

（3）2022年2月至2023年2月，提交了《蒙医关节疾病手法治疗》一书初稿，完成了蒙古国蒙药药用植物数据库管理系统开发研究工作。

（四）项目产业化现状及趋势

蒙医自重牵引下手法复位治疗器械研发项目于2023年2月完成全部研发内容，并向全区推广应用。项目主要成果如下：

（1）2020年8月21日，获得由中华人民共和国国家版权局颁发的"新型实用性专利证书"（专利号：201922273815.8；发文序号：2020071401816410）1项；专利名称：自重牵引复位治疗装置；开发完成日期：2020年8月21日；专利权人：朝鲁、朝鲁门、萨其拉吐、乌达木。

（2）已设计研制出蒙医自身定点悬吊牵引推拿治疗架（便捷式及固定可调节高度、宽度的设备各一台）

（3）形成了规范的操作方案。

（4）2023年2月，已将《蒙医关节疾病手法治疗》一书初稿交至内蒙古科学技术出版社，预计2023年12月之前出版。该书出版后将成为蒙医疗术相关行业人员必不可少的参考工具。

二、蒙医自重牵引治疗器械结构标准

图1为该实施例的结构示意图。

图中：1—支架；2—底板；4—滑槽；5—滑轮；6—第一液压缸；7—第二液压缸；8—伸缩杆；9—第一伸缩连杆；10—第二伸缩连杆；11—第三伸缩连杆；12—伸缩杆主体；13—套管；14—通孔；15—固定孔；16—销钉；17—脚支撑板；18—转轴；19—绑脚带；20—手腕固定装置；21—手腕绑带；22—宽度调节装置；30—控

制器。

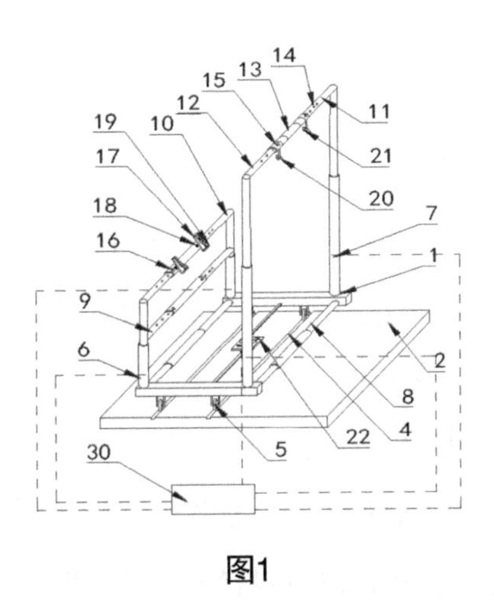

图1

图2为该实施例未去除防护罩的结构示意图。

图中：1—支架；2—底板；3—底座；6—第一液压缸；7—第二液压缸；8—伸缩杆；9—第一伸缩连杆；10—第二伸缩连杆；11—第三伸缩连杆；12—伸缩杆主体；13—套管；14—通孔；15—固定孔；16—销钉；17—脚支撑板；18—转轴；19—绑脚带；20—手腕固定装置；21—手腕绑带；31—防护罩；32—侧板；33—顶板；34—踏板。

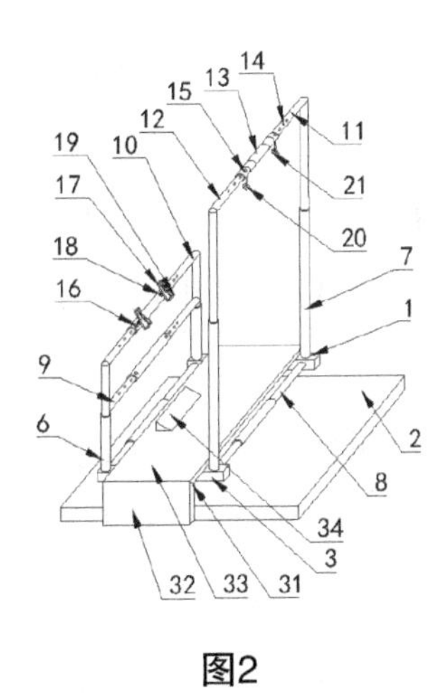

图2

三、蒙医自重牵引下复位手法操作规范

蒙医自重牵引下复位手法是指在人体自重悬吊牵引作用下运用特定手法作用于人体脊柱指定部位上达到治疗目的的一种蒙医传统正脊方法。具有调节脊柱椎体关节紊乱、改善生理曲度、疏通白脉、止痛、改善赫依其素循环等功效。

1. 适应证

胸椎、腰椎脊柱疾病。

2. 禁忌证

局部皮肤破损、溃疡、感染、烧伤、烫伤，骨折，结核，肿瘤，出血，严重的老年性骨质疏松症；开放性的软组织损伤；经期，孕妇；诊断不明确的急性脊柱损伤或伴有脊髓症状者；年老体弱、病重、重大手术术后者。

3.. 蒙医自重牵引下复位手法的施术步骤

做好手法施术前解释，取得患者配合。医护人员用第三伸缩连杆上的手腕绑带绑住病人双手，同时病人的双手握在第三伸缩连杆的套管上，病人的双脚踩在第二伸缩连杆上。病人通过自身的重力对身体进行拉伸和牵引，病人的脊柱在自身重力的牵引下彻底舒展，通过两条腿的屈曲，脊柱后侧的椎间隙宽、前侧窄，有利于间盘的复位。术者立于其侧后方，以一手拇指顶按住病变脊椎棘突旁，另一手环抱托住并夹持患者腹部，根据病变脊椎节段不同，采取屈曲体位，以拇指感受棘突活动。保持这一幅度，再使拇指向患侧慢慢推至最大幅度。当有阻力时，略停顿一下，此时嘱患者咳嗽，利用所产生的腹压拇指随即推动病变棘突，同时若拇指指下有棘突弹跳感即复位成功。

（1）医护人员用第三伸缩连杆上的手腕绑带绑住病人双手，同时病人的双手握在第三伸缩连杆的套管上。病人的一只脚踩在第二伸缩连杆上，另一只脚踩呈悬空状态，随后，两只脚的位置互换。该步骤对病人脊柱的拉伸方式是：对病人脊柱两侧的椎间隙进行拉伸，骶髂关节的两侧也能得到有效的拉伸。同时运用上述复位手法进行治疗。

（2）医护人员用第三伸缩连杆上的手腕绑带绑住病人双手，让病人双脚离地，双腿屈曲，将脊柱的后侧椎间隙更充分地打开，依靠自身的重力对脊柱的椎间隙拉伸的同时运用上述复位手法再次进行治疗。

（3）病人双手握住第一伸缩连杆的套管，双脚踩在踏板上，双臂、双腿伸直，腰部向后拉伸，在不经过自身重力的作用下，将脊柱后侧的椎间隙充分打开，对脊椎间盘进行上述手法再次复位。

（4）操作过程中观察患者对手法的反应，若有不适，应及时调整手法或停止操作，以防发生意外。

（5）手法治疗结束后嘱患者快速走动，使滑膜嵌顿得以解除，关节错位得以回位，同时筋键的位移也得到回归，解除肌肉与韧带紧张度，最后做好记录并签字存档。

4. 护理及注意事项

(1) 操作前应修剪指甲，以防损伤患者皮肤。

(2) 操作时用力要均匀、柔和、持久，禁用暴力。

(3) 施术前术者要审证求因，明确诊断，全面了解患者的病情，排除禁忌证。

(4) 保持一定的室温和清洁肃静的环境，既不可过冷，也不可过热，以防患者感冒和影响治疗效果。

(5) 患者过于饥饿、饱胀、疲劳、精神紧张时，不宜立即进行治疗。

四、专利

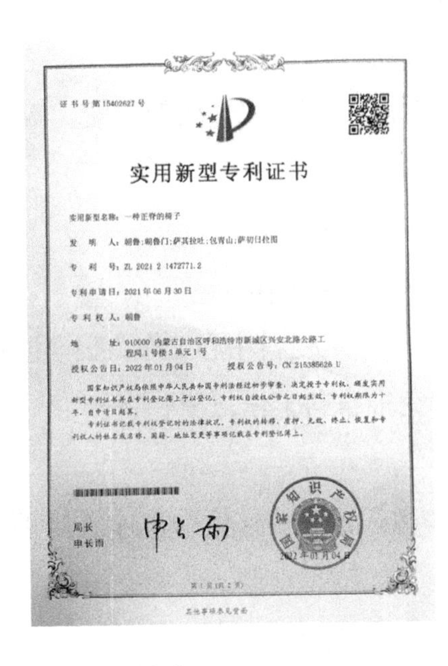

证书号第15402627号

实用新型专利证书

实用新型名称：一种正脊的椅子

发 明 人：朝鲁;朝鲁门;萨其拉吐;包青山;萨切日拉图

专 利 号：ZL 2021 2 1472771.2

专利申请日：2021年06月30日

专利权人：朝鲁

地 址：010000 内蒙古自治区呼和浩特市新城区兴安北路公路工程局1号楼3单元1号

授权公告日：2022年01月04日 授权公告号：CN 215385626 U

国家知识产权局依照中华人民共和国专利法经过初步审查，决定授予专利权，颁发实用新型专利证书并在专利登记簿上予以登记。专利权自授权公告之日起生效。专利权期限为十年，自申请日起算。

专利证书记载专利权登记时的法律状况。专利权的转移、质押、无效、终止、恢复和专利权人的姓名或名称、国籍、地址变更等事项记载在专利登记簿上。

局长
申长雨

国家知识产权局
2022年01月04日

五、作者简介

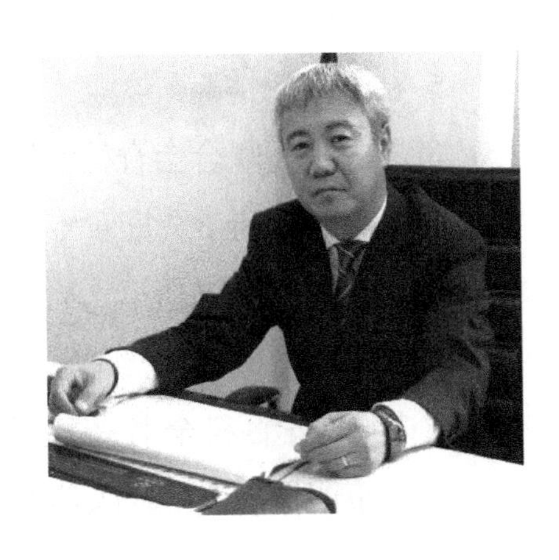

1. 基本信息

姓名：朝鲁

民族：蒙古族

生日：1971年5月16日

籍贯：内蒙古鄂尔多斯市

最高学历：学士

导师：硕士研究生导师（内蒙古医科大学）

第四批全国中医（蒙医）优秀人才研修项目专家

内蒙古自治区名蒙医

科室：针推科

职称：三级主任医师

职务：科主任

研究方向：蒙医传统疗术及现代化研究

2. 教育背景（大学起）

1989年9月—1994年6月：内蒙古民族大学蒙医专业（本科）。

3. 工作经历（包括兼职）

1994年8月—1999年3月：在内蒙古中蒙医院五疗科工作。

1999年3月—1999年9月：在内蒙古医院神经内科进修。

2000年3月—2001年3月：在内蒙古中蒙医院综合内科工作，任副主任。

2001年3月—2003年6月：在复旦大学上海医学院学习。

2005年6月—2005年12月：在中国康复研究中心进修。

2006年3月—2006年10月：在新疆博州蒙医医院下乡工作。

2007年1月—2012年4月：在内蒙古中蒙医院五疗康复科中心工作，任科主任。

2012年4月至今：在内蒙古国际蒙医医院针灸推拿科工作，任科主任。

4. 进修培训

2019年3月8日：被选入第四批全国中医（少数民族医药）优秀人才研修项目培养对象，研修期限3年。

2021年10月5日—10月14日：在清华大学研修班进行培训。

5. 社会兼职情况

世界中医药联合会脊柱健康专业委员会常务理事

中国民族医药学会推拿专业委员会副会长

内蒙古蒙医药协会第六届理事

《中国蒙医药》杂志编委

《中华医学百科全书·蒙医药学》编委（疗术篇）

全国第四批名老中蒙医药继承人

呼和浩特市医疗纠纷专家库专家

《中国民族医药特色诊疗技术大全》编辑委员会委员

内蒙古自治区第三批名老蒙中医传承班导师

内蒙古医科大学研究生学院硕士研究生导师

6. 承担的项目

（1）国家中医药管理局项目：全国名老蒙中医药专家明根巴雅尔传承工作室建设项目。（2013年）

（2）内蒙古自治区蒙中医药管理局标准化研究项目：脑震荡蒙医临床诊疗指南。（2017年，结题）

（3）内蒙古自治区科学技术厅：蒙医放血疗法治疗血管性头痛临床研究及系统评价。（2016年，结题）

（4）内蒙古自治区医疗卫生计生科技成果及适宜技术推广项目。（2项）

（5）内蒙古自治区蒙医中医特色优势重点专科建设项目：蒙医针推科。（2016年）

（6）内蒙古自治区科学技术厅科技计划项目：蒙医自重牵引手法复位治疗器械研发项目。（2020年，在研，论文已发表）

（7）内蒙古自治区蒙医药研究所：蒙医脊柱20穴位分布及相应疾病示意彩图制作。（在研）

（8）内蒙古自治区蒙中医药管理局标准化研究项目：蒙医骨盆旋转复位操作规范。（2022年，在研）

7. 参与的项目

为内蒙古科技计划项目“蒙医放血疗法治疗血管性头痛的临床研究及系统评价”课题的主要成员。

为内蒙古自治区蒙中医药管理局标准化研究项目“椎动脉型颈椎病蒙医诊疗指南制定研究”的主要成员。（2022年）

8. 获奖情况

（1）被评为2006年卫生系统优秀内蒙古援疆援博工作者。

（2）荣获内蒙古自治区第二届“优秀医师”奖。

（3）荣获呼和浩特市第二届“优秀医师”奖。

（4）荣获内蒙古自治区适宜技术推广奖。

（5）被评为2016年度优秀党务工作者。

（6）被评为2017年度内蒙古国际蒙医医院优秀科主任。

（7）被评为2019年度内蒙古蒙医药学会模范医生。

9. 学术论文

［1］朝鲁，蒙医药治疗跟痛症59例的临床体会［J］. 中国民族医药杂志，2012（5）.（ISSN：1006-6810；页码：3；第一作者）

［2］朝鲁，蒙医“治未病”思想在腰椎间盘突出症防治的应用［J］. 中国民族医药杂志，2013（6）（ISSN：1006-6810；页码80—81；第一作者）

［3］朝鲁，穴位敷贴治疗跟骨痛26例［J］. 内蒙古中医药，2014（15）.（ISSN：1006-0979；页码：83；第二作者）

［4］朝鲁，蒙医针刺对脑梗死患者血清相关指标的影响［J］. 中国中医急症，2014（4）（ISSN：1004-745X；页码：605—607；第二作者）

10. 专利

（1）国家知识产权局（实用新型专利）：自重牵引治疗装置。专利号：201922273815.8；发文序号：2020071401816410；专利权人：朝鲁。

（2）国家知识产权局（实用新型专利）一种正脊的椅子。专利号：ZL202121472771.2；证书号：第15402627号；专利权人：朝鲁。

11. 荣誉

（1）《蒙医特定电磁波蒸汽治疗仪的研发》成果荣获2009年度内蒙古自治区医学会科学技术二等奖。

（2）2017年适宜技术“脊柱保健操对改善办公室人群脊柱亚健康状态”荣获内蒙古蒙医适宜与技术推广奖。

12. 著作

（1）《中华医学百科全书·蒙医药学》（担任疗术篇编委）

（2）《蒙医住院医师规范化培训技能教材》（内蒙古科学技术出版社出版，任副主编）

13. 学科建设

内蒙古自治区蒙医中医重点特色专科——蒙医针灸科。（2016年，负责人）

14. 临床特长

临床工作30余年来已积累了丰富的蒙医及西医临床工作经验，擅长采用针灸、推拿手法以及放血疗法、灸疗法、震脑术、复位术治疗脊柱疾病、神经系统疾病、风湿类疾病、疑难病等。